Francisco Soto Mas
Juan Toledano Galera

EN FORMA DESPUÉS DE LOS 50

Guía práctica de ejercicio y salud para
adultos y mayores

EN FORMA DESPUÉS DE LOS 50

Guía práctica de ejercicio y salud para
adultos y mayores

2019

ISBN: 9781704997957

PÁGINA EN BLANCO

Otros libros de los autores:

Manual de ejercicio para adultos

Francisco Soto Mas & Juan Toledano Galera

Almería, España 2010

Francisco Soto Mas & Juan Toledano Galera

ISBN-9781707087938

Disponible en Amazon Books

PÁGINA EN BLANCO

Francisco Soto Mas
Juan Toledano Galera

"... y cuando decía -que me lleve Quico-
mi corazón saltaba de alegría,
y la llevaba encantado,
porque juntos nos divertíamos
y disfrutábamos de la vida."
A mi madre.
F.S.

A José Toledano Lanzas
y a Ana Galera Gómez-Calcerrada,
por su amor y por su honradez.
J.T.G.

Página en blanco

PRÓLOGO

PRÓLOGO
PRÓLOGO
PRÓLOGO

La actividad física para la salud es un reto de futuro. Somos conscientes de las continuas y constantes recomendaciones médicas, de las bondades de la actividad física, terrestre o acuática, de la necesidad que tenemos de desconectar o de expulsar unas cargas de ansiedad más o menos importantes en relación, a veces, con la responsabilidad que ejercemos. Y parece que seguimos de espaldas a todo ello... lo justificamos con el trabajo, la familia, la fatiga u otros argumentos que nos alejan, cada vez más, de hábitos saludables. Y el cuerpo -nuestro organismo- no perdona, pasa factura y luego, quizás, es tarde.

Pero nunca es tarde, y si no sabía como llevar adelante iniciativas, llega a sus manos un libro práctico, basado en la experiencia y en el día a día, que nos induce a plantearnos nuevos retos. Muchas veces somos conscientes de la enfermedad cuando la asociamos a la ausencia temporal de la salud, por ejemplo en el transcurso de una lumbalgia, dolores articulares o musculares. Y es entonces cuando se conviene de la importancia de una correcta actividad física que nos rebaje peso, nos mejore la fuerza o la resistencia muscular o nos haga sentir físicamente bien. Pero pronto regresamos a la vorágine laboral y con cierta rapidez volvemos a caer en el error de no acotar en nuestra agenda un espacio para ese hábito que días antes, en nuestra convalecencia, habíamos decidido enmendar. Este manual nos va a ayudar a entender mejor algunas causas de enfermedad y cómo poner en marcha hábitos correctores y programas ciertamente individualizados que den luz a conceptos que, para algunos, aún se muestran oscuros. Vale la pena sumergirse en este trabajo y poner en marcha nuevas actitudes físicas. Sin duda, nuestro cuerpo nos lo agradecerá... y seguramente los que tenemos a nuestro alrededor, también, ya que con toda seguridad nos mostraremos más estables, más equilibrados y más ágiles física y mentalmente que con anterioridad.

Yo espero que este libro sea una inestimable ayuda a las personas que, después de los 50 años, deciden añadir un nuevo hábito de vida a su cargada agenda, pero déjense llevar por una guía formulada por profesionales, y siempre, ante cualquier duda consulten con profesionales de la actividad física para la salud. Al fin y al cabo, la salud es el bien más preciado de la humanidad. Vale la pena invertir algo de tiempo en cultivarlo.

Me gustaría, finalmente, rendir el testimonio de mi gratitud a los compañeros Francisco Soto y Juan Toledano por su labor encomiable y la relación intelectual que venimos manteniendo, a la vez que deseo agradecerles el honor de poder prologar esta obra. También espero y les deseo grandes éxitos y un buen alcance de la obra que sirva para ubicar la semilla que proyecte nuevos y provechosos frutos futuros en esta recién llegada especialidad de la actividad física. Nuestra salud nos lo agradecerá.

Dr. Mario Lloret
Director del INEFC - Centre de Barcelona

INTRODUCCIÓN

INTRODUCCIÓN
INTRODUCCIÓN
INTRODUCCIÓN

Desde el punto de vista de la salud hay dos etapas críticas en la vida de una persona, la adolescencia y la vejez. En la primera, los accidentes y las enfermedades de transmisión sexual aumentan considerablemente los riesgos de muerte prematura. En la segunda, las enfermedades crónicas y degenerativas convierten las últimas décadas en un rosario de incapacidades que minan la calidad de vida de los mayores. Pero de la misma forma que los problemas que ponen en peligro a los jóvenes y adolescentes pueden prevenirse, la enfermedad e incapacidad que sufren los mayores puede, en muchos casos, evitarse.

Una gran cantidad de estudios e investigaciones realizadas durante las últimas décadas han demostrado que el ejercicio y la actividad física son determinantes a la hora de conservar la salud y la funcionalidad de los más mayores. Es más, una de las más importantes razones por las que perdemos la capacidad de realizar nuestras labores cotidianas es precisamente el sedentarismo. Biológicamente, nuestros organismos están mejor preparados para resistir el paso del tiempo de lo que pudiera parecer, y es la falta de uso de las capacidades físicas lo que termina por atrofiar la funcionalidad de los órganos y provocar la incapacidad. Los adultos y mayores que optan por una vida sedentaria pierden competencias en cuatro áreas muy importantes para la salud y la vida independiente: resistencia, fuerza, equilibrio y flexibilidad. Afortunadamente, como decimos, el ejercicio y la actividad física son los mejores aliados cuando se quiere mantener o recuperar la integridad de estas áreas. Más sorprendente aún, las investigaciones revelan una tras otra que nunca es tarde para empezar a recuperar la forma física, y que el ejercicio ha dejado definitivamente de ser cuestión de jóvenes.

Este libro traduce los últimos descubrimientos científicos en materia de ejercicio y actividad física a un lenguaje comprensible por todos. Lejos de proponerle un programa único y universal, nuestro objetivo es proporcionarle los recursos para que usted mismo se elabore su propio esquema de actividad basándolo en sus gustos y necesidades personales. No se sorprenda si encuentra atrevida algunas de nuestras propuestas, en opinión de los especialistas en ejercicio y salud, los mayores están perfectamente capacitados para seguir un programa de actividad física completo, que incluya la resistencia, la fuerza y la flexibilidad. Este es precisamente nuestro reto, convencerle de que la edad no supone un límite para la mejora de la forma física. Le recomendamos que lea esta guía práctica de principio a fin y que intente completar las encuestas de autoevaluación que se incluyen, ello le ayudará a entender su situación particular y a determinar la mejor estrategia a seguir. Esperamos que la lectura le sea amena y provechosa, pero en cualquier caso, recuerde que el esfuerzo merece la pena. Buena suerte.

PARTE I
EDAD, SOCIEDAD Y ENFERMEDAD
Los beneficiosos efectos del ejercicio

Página en blanco

1 LONGEVIDAD Y SOCIEDAD

LONGEVIDAD
Y SOCIEDAD

" *Salud antes que dinero, yo le estoy pidiendo a Dios...*", sentenciaba en uno de sus magistrales fandangos el popular cantaor Camarón de la Isla. Y es que, tradicionalmente, la salud ha sido uno de los bienes más preciados en nuestra cultura mediterránea, especialmente en todo aquél que ya ha cumplido los cincuenta, ya que la salud personal crece en valor a medida que pasan los años. Desgraciadamente nuestra cultura tradicional nos hace tener también una concepción no muy real y objetiva de los efectos del paso del tiempo y otorgamos el calificativo, eso sí cariñoso, de "tercera edad" a todo aquél que pasó a la jubilación laboral y al que, naturalmente, la sociedad coloca en la mesa camilla, la partida de naipes, el cuidado de los nietos y la vida relajada en espera de que las inevitables consecuencias de los años se encarguen del resto, incluyendo un lógico y próximo desenlace.

Pero no por tradicional nuestra perspectiva es hoy necesariamente válida. Por una parte, los ciclos clásicos de la vida han sufrido una considerable alteración en un periodo de tiempo relativamente breve y nuestros hijos y nietos están pasando por la niñez a más velocidad de lo que lo hicimos nosotros. La pubertad aparece ahora unos años antes de lo que lo hacía a principios de siglo, las chicas se encuentran con su primera regla cada vez más temprano y los jóvenes empiezan a experimentar con sexo y otras cosas "propias de adultos" en edades insospechadas por nuestros abuelos.

Al mismo tiempo la juventud se prolonga casi eternamente y más y más adultos jóvenes siguen apegados a sus hogares paternos hasta bien pasados los treinta, negándose categóricamente a "estabilizar" sus vidas independientes hasta incluso después de alcanzar la otrora temible marca de los cuarenta. Todo el ciclo se está desplazando en una dirección y por consiguiente, lo que antes era una norma a los cincuenta ahora sucede a los sesenta, y lo que tradicionalmente caracterizaba la década de los setenta resulta que ahora es más típico de la de los ochenta.

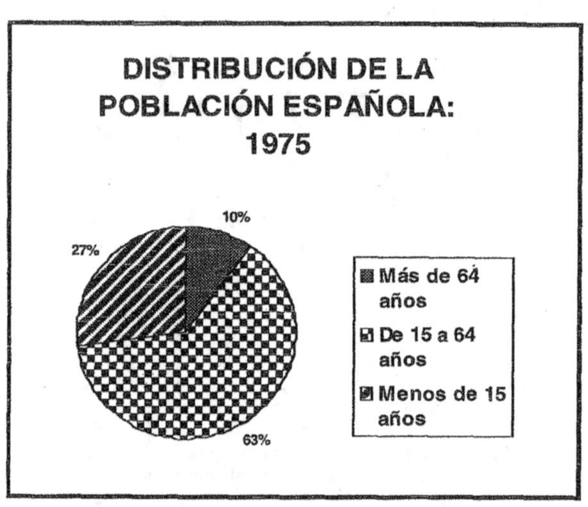

DISTRIBUCIÓN DE LA
POBLACIÓN ESPAÑOLA:
1975
10%
27%
63%
Más de 64 años
De 15 a 64 años
Menos de 15 años

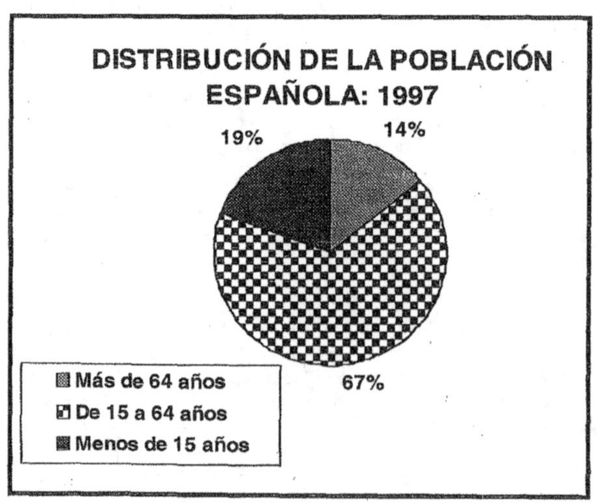

DISTRIBUCIÓN DE LA POBLACIÓN
ESPAÑOLA: 1997
19%
14%
67%
Más de 64 años
De 15 a 64 años
Menos de 15 años

En segundo lugar, nuestra sociedad está experimentando un fenómeno demográfico, compartido por otro lado por la mayoría de los países desarrollados, que favorece la situación descrita anteriormente y que merece una mayor atención no sólo por sus consecuencias sociales y económicas, sino por su repercusión a escala individual. Por una parte se observa un descenso de la natalidad y el número de hijos por mujer pasó en España de casi tres en los años setenta a poco más de uno en los noventa, una de las cifras más bajas del mundo desarrollado.

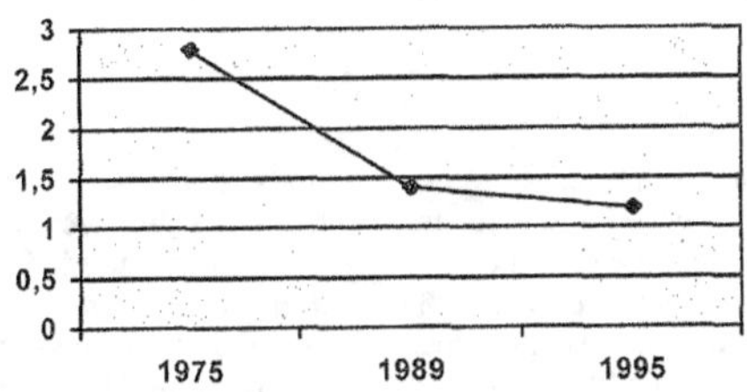

Puesto que este bajo índice de nacimientos ha persistido durante algunas décadas, otros grupos de edad se están viendo también afectados y, así, la proporción de jóvenes y niños menores de 15 años ha venido descendiendo en las últimas dos décadas. Todo ello no es, como decimos, sino la consecuencia de que los españoles, al igual que el resto de los europeos, nos casamos ahora más tarde y tenemos menos hijos.

1.1. Un futuro de longevidad

Pero estudiando más despacio la distribución de la población española se observa otro fenómeno notable. Si bien la proporción de bebés, niños y jóvenes está disminuyendo, el grupo de edad de las personas mayores se está poblando cada vez más. Esto es en parte la consecuencia de la mayor calidad de vida de la que hemos venido gozando en los últimos treinta años.

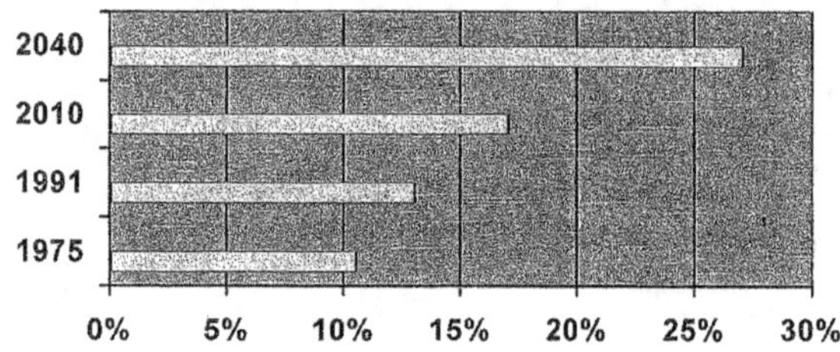

El que el envejecimiento se haya convertido en el fenómeno demográfico más significativo de nuestro tiempo es algo que merece más atención. La proporción de personas de 65 años o más pasó del 10% en el año 1977 al 16% en la actualidad, lo que supone ▉ millones de personas con casi un 3% de individuos mayores de 80 años. En el año 2000 más de 6 millones de españoles habrán superado los 65 años. A escala europea y mundial las perspectivas no se vislumbran diferentes. Según un reciente estudio de la UE, el número de europeos mayores de 60 años ha aumentado en más de la mitad durante los últimos treinta años y se volverá a multiplicar de nuevo en las próximas tres décadas. El calificativo de Viejo Continente nos es ahora más apropiado que nunca, una cuarta parte de la población europea (25%) está ya en la edad de la jubilación, mientras que a principios de siglo la proporción era de sólo el 5%. Para el 2030 el mundo tendrá 1.400 millones de personas mayores de 60 años, frente a los 500 millones que había en 1990.

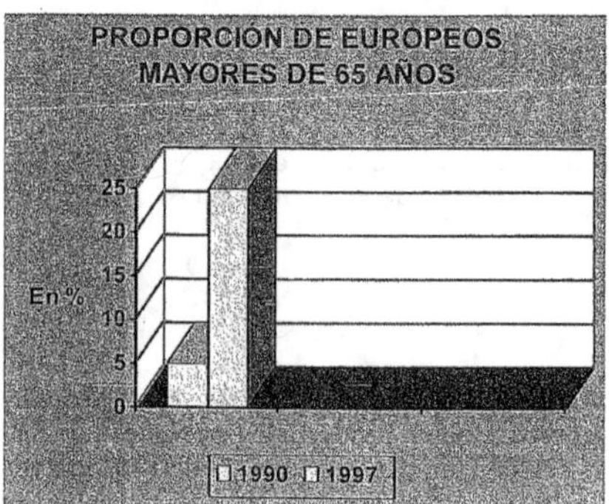

Las consecuencias de este aumento de la longevidad se escapan a nuestro entendimiento puesto que esta es la primera vez en la historia de la humanidad que se llega a estos niveles de esperanza de vida. Sí, siempre ha habido el Matusalén y el centenario aquí y allí, como la francesa Jeanne Calment que durante mucho tiempo ostentó el título de persona más vieja del mundo y que murió a los 122 años, pero eran más bien casos aislados y por eso populares. Aunque no muchas personas van a conseguir llegar ahora a esas edades de noticia de primera plana, sí es cierto que la vida media de nuestra población está aumentando progresiva e irremediablemente. La esperanza de vida al nacer, un índice algo confuso pero válido para calcular los años de vida que un bebé puede esperar cuando nace, es actualmente en España de 74,5 años para los hombres y de 80,1 años para las mujeres, cifras de por sí atractivas pero mucho más si se piensa que posiblemente superan en unos veinticinco a treinta años a las que se daban a los bebés que nacían a principios de siglo.

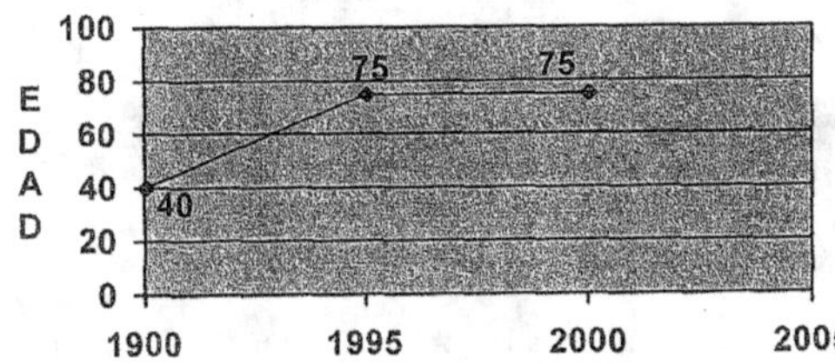

Pero no todo debe parecer de color de rosa y hay otros aspectos que se necesitan tomar también en consideración. Aunque está claro que hemos conseguido en España una media de vida comparable a la de los países más desarrollados, se empieza a sospechar sin embargo que una proporción muy considerable de nuestros mayores no disfruta de una longevidad saludable. Si bien los españoles que consiguen pasar la década de los sesenta pueden esperar de 15 a 20 años más de vida, la posibilidad de que esos años sean sanos y relajados es actualmente mucho más remota. El que la esperanza de vida libre de incapacidad no sea en nuestro caso muy positiva, representa según la Sociedad Española de Salud Pública y Administración Sanitaria (SESPAS) un hecho importante, que una buena parte de esos años adicionales que por derecho vivimos son más bien achacosos y con la incomodidad, molestia, sufrimiento y gasto económico que producen la enfermedad y la incapacidad.

1.2. ¿De qué se quejan nuestros mayores?

Las encuestas de autovaloración del estado de salud es uno de los instrumentos de los que disponen las autoridades sanitarias para calcular cómo las poblaciones perciben su propia salud. En nuestro país, según la más reciente Encuesta Nacional de Salud, menos de la mitad de las personas mayores de 64 años define su estado de salud como "muy bueno" o "bueno", y la inmensa mayoría (un 85%) afirma padecer alguna enfermedad crónica.

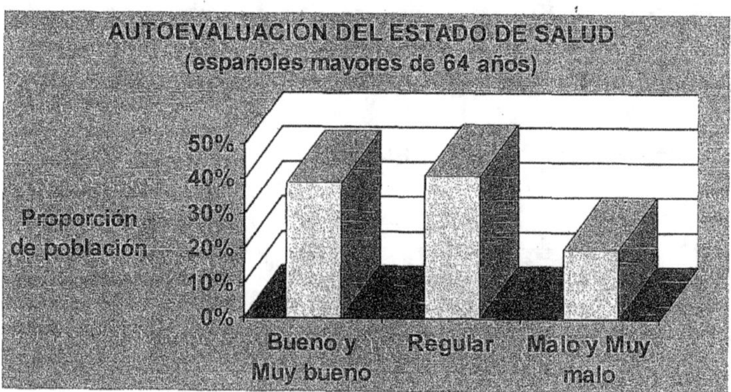

Los procesos que con más frecuencia afectan a la población española de más de 64 años son los relacionados con el aparato osteoarticular, con los reumatismos, artrosis y artritis como principales protagonistas, seguidos de la hipertensión arterial. Las bronquitis y los trastornos de estómago son dolencias más frecuentes en hombres, mientras que las mujeres se quejan más de varices, problemas de los pies, trastornos psíquicos, dolores de cabeza y mala dentadura. No podemos olvidar en este recuento las deficiencias y alteraciones sensoriales, que suponen un importante factor limitante de la calidad de vida de este grupo. Tres de cada cuatro personas mayores de 64 años tienen problemas de visión, un 30% sufre de alteraciones auditivas y a otro tanto le falta la mitad de la dentadura. Tampoco podemos dejar en el tintero otras enfermedades tan importantes como las del aparato circulatorio, digestivo y respiratorio, así como los tumores y las enfermedades del aparato respiratorio, que juntas son responsables de más de la mitad de los ingresos hospitalarios de este grupo de edad.

Otro aspecto en el que merece la pena detenerse es el relacionado con los trastornos mentales. Se calcula que más de un 6% de las personas mayores de 64 años sufre de síntomas de depresión o ansiedad, que un 11% padece de los nervios, que muchos sufren de disminución de la autoestima y se ven incapaces de tomar decisiones... Las consecuencias prácticas de todo este rosario de molestias físicas y psicológicas de los mayores no son menos desoladoras. Más de la mitad ve su actividad diaria limitada o disminuida, una cuarta parte tiene que restringir su vida a los límites del barrio donde reside o a los alrededores de su vivienda y una buena cantidad no puede ni siquiera salir de su propio hogar. Casi una cuarta parte necesita ayuda en sus actividades cotidianas.

**Proporción de españoles mayores de 64 años
con diferentes limitaciones funcionales:**

50%   Actividad cotidiana limitada o disminuida.
25%   Vida restringida a los límites donde reside y alrededor de su vivienda.
25%   Necesita ayuda con sus actividades cotidianas.

Las conclusiones de lo hasta ahora expuesto parecen, cuando menos, preocupantes. Por un lado, la esperanza de vida y el número de personas que alcanzan edades avanzadas aumenta, con lo que, queramos o no, la mayoría vamos a vernos metidos en ese saco que se ha dado en llamar tercera edad y muchos vamos a poder celebrar nuestro ochenta o noventa cumpleaños. Por otra parte, el panorama que se vislumbra no parece muy alentador ya que la enfermedad y la incapacidad parecen a esas edades fuera de todo control. ¿Qué se puede hacer?

1.3. El papel de la responsabilidad personal

Afortunadamente, el horizonte no es tan oscuro como parece y las alternativas están ahí, al alcance de nuestra propia mano. En primer lugar, debemos intentar aparcar definitivamente ese mito tan arraigado de que todo se va a terminar poco después de la edad oficial de jubilación. Hoy sabemos que eso no es así y que si se consigue llegar a los sesenta sin grandes problemas de salud, o incluso con enfermedades controlables, se pueden y deben esperar unos 15 ó 20 años más de vida. Así que si eso es lo que vamos a experimentar la mayoría, ¿por qué no mentalizarnos ya para ello y evitar luego sorpresas de última hora?

En segundo lugar, no debemos dejarnos intimidar por esa larga lista de procesos y enfermedades que acabamos de describir. Aunque es una realidad que nuestra población mayor no está actualmente sana, eso no significa que la enfermedad y el paso del tiempo sean tan implacables como popularmente se piensa ni como nuestras estadísticas sanitarias muestran. El poco optimista estado de salud de nuestros mayores se debe más bien a un error de cálculo individual y de organización social. De cálculo individual porque, como hemos mencionado, la mayoría no se esperaba llegar a esas edades y ha preferido hacer suyo ese refrán tan español que dice que "de los cuarenta para arriba no te mojes la barriga", con lo que de repente se han visto mucho más allá, en mitad del agua, y sin la mentalidad ni preparación necesarias para salir a flote. De organización social, porque nuestro sistema sanitario no ha sido capaz de detectar y alertar con tiempo de lo que se avecinaba y mucho menos de actuar consecuentemente. Así, digamos, que se preocupa más por la cantidad que por la calidad y nos facilita el llegar a viejos sin ayudarnos a hacerlo en buenas condiciones. Nos deja más bien al amparo de Dios durante la mayor parte de la vida y trata luego de poner parches aquí y allí por su insensata preocupación de concentrarse en curar la enfermedad en lugar de intentar ayudarnos a conservar la salud.

Esta mentalidad y esa organización son incompatibles con una longevidad sana, ya que los procesos graves que más afectan a los mayores, como las enfermedades cardiovasculares, el cáncer o la diabetes, aparecen de forma silenciosa, sin signos que despierten en el paciente el interés por acudir en busca de cuidado médico. Para colmo, cuando la enfermedad se hace más tarde evidente y detectable, el remedio es más largo, costoso y complicado, o sencillamente no existe. En este sentido el sistema ha fracasado.

Afortunadamente hay una alternativa al alcance de todos. La única opción sensata es tomar la responsabilidad personal de cuidar de nuestra propia salud e intentar evitar la enfermedad e incapacidad que hoy es típica de los más mayores. Esto es algo que está al alcance de nuestra mano porque la mayoría de los procesos crónico-degenerativos de las edades adultas están relacionados y provocados por un estilo de vida que nosotros mismos elegimos. No sólo eso, estudios recientes desvelan que aunque nuestra esperanza de vida ha aumentado considerablemente en lo que va de siglo, seguimos todavía quedándonos un poco cortos con relación a la capacidad potencial de funcionalidad de nuestro organismo y los biólogos insisten en que nuestras células, nuestros cuerpos, están perfectamente capacitados para llegar más allá de esos ochenta o noventa años que ahora tanto celebramos. El reto es, por tanto, llegar en las mejores condiciones posibles, algo en lo que nosotros mismos tenemos la última palabra.

2 LOS EFECTOS DEL PASO DEL TIEMPO

CÓMO VE USTED EL PASO DEL TIEMPO
¿Está de acuerdo o en desacuerdo con las siguientes afirmaciones?

1. La confunsión mental es una inevitable consecuencia del paso del tiempo.
2. La inteligencia disminuye con lo años.
3. Es más conveniente para los mayores apartarse de la vida activa.
4. La enfermedades cardiovasculares no afectan tanto a los españoles como a los mayores de otros países desarrollados.
5. El organismo humano no está preparado para vivir más de 70-75 años.
6. Es preferible que los mayores eviten cualquier tipo de ejercicio físico.
7. Son los médicos y el personal sanitario los que deben cuidar y velar por nuestra salud.
8. El sedentarismo tiene escasa influencia en el estado de salud de los mayores.
9. La mitad de las muertes que se producen anualmente en España podrían evitarse.
10. No hay mucho que se pueda hacer para evitar la enfermedad.

(EN LOS PRÓXIMOS CAPÍTULOS LE AYUDAREMOS A ACLARAR SUS IDEAS SOBRE ESTAS CUESTIONES)

A los cuarenta, el organismo gasta unas 120 calorías diarias menos que a los treinta. Durante la década de los cincuenta los ojos pierden sensibilidad a los contrastes y la capacidad de ver en lugares semioscuros disminuye. Al llegar a los sesenta los primeros pasos de la mañana se hacen más difíciles por la pérdida de lubricación y almohadillado de las articulaciones. A los setenta, la presión arterial es un 20-25% más alta que a los veinte. A los ochenta, las mujeres han perdido más de la mitad de la masa ósea de ciertas regiones... Pero todo esto, que a nadie sorprende, ¿es realmente la consecuencia inevitable del paso del tiempo?

La respuesta categórica es no. Aunque los estudios en longevidad están, valga la contradicción, en pañales, ya que ha sido durante el presente siglo cuando por primera vez en la existencia humana se han alcanzado semejantes cifras de vida media, sí existe ya la suficiente base científica para afirmar que muchos de los mitos y creencias relacionadas con el paso del tiempo no corresponden con la realidad.

Algunos cambios fisiológicos que se observan en los más mayores (en %):

EDAD (años)	FCM (*)	FUNCIÓN RENAL	FUERZA MUSCULAR	CAPACIDAD PULMONAR
25	100%	100%	100%	100%
45	94%	88%	90%	82%
65	87%	78%	75%	62%
85	81%	69%	55%	50%

(*) FCM = Frecuencia Cardíaca Máxima

2.1. Los mitos de la edad

Uno de los estudios que más información está aportando en este sentido es el Baltimore Longitudinal Study of Aging, que lleva ya más de cuarenta años siguiendo y controlando a miles de hombres y mujeres de varios países con el fin de estudiar sus cambios mentales y físicos a medida que pasan los años. Aunque todavía es pronto para que un estudio semejante pueda sacar conclusiones definitivas, sí se ha podido constatar ya que si bien el paso del tiempo es inevitable, no es sin embargo inmutable. Por ejemplo, la pérdida de la funcionalidad tradicionalmente atribuida a la edad, como los lapsos de memoria o la limitación de la movilidad, puede detenerse o retrasarse. El mismo estudio ha observado también que la personalidad seca y amarga que tradicionalmente se atribuye a los mayores con la justificación de la edad es también otro mito insostenible, ya que después de los treinta años la personalidad no cambia, el que es un gruñón a los ochenta es porque ya lo era a los cuarenta. Incluso ciertos cambios fisiológicos, como el aumento progresivo de la presión arterial que se produce con la edad o la pérdida de masa ósea y muscular, pueden prevenirse con un estilo de vida adaptado a cada etapa de nuestra existencia.

De especial importancia es la información que el mencionado estudio está recogiendo en relación con el sistema nervioso. El cerebro disminuye de tamaño por la pérdida de neuronas que se produce con el paso del tiempo de forma que al llegar a los 80 años es más pequeño que a los veinte y treinta. Parece, sin embargo, que el número de conexiones neuronales no varía con los años, ya que las fibras que conectan unas neuronas con otras están constantemente multiplicándose, lo que significa que la edad no cambia, en ausencia de enfermedad, la funcionalidad cerebral. En cuanto a las capacidades cognitivas, que se ha pensado siempre que disminuyen inevitablemente con la edad, el mismo estudio también está aportando nueva información. Pruebas que miden la capacidad analítica ante ciertas situaciones, el poder de decisión y la memorización de nueva información revelan que las personas más mayores consiguen en general peores resultados en comparación con las más jóvenes. Sin embargo, cuando al grupo de más edad se le deja más tiempo para completar las pruebas su rendimiento y resultados se igualan a los del grupo más joven.

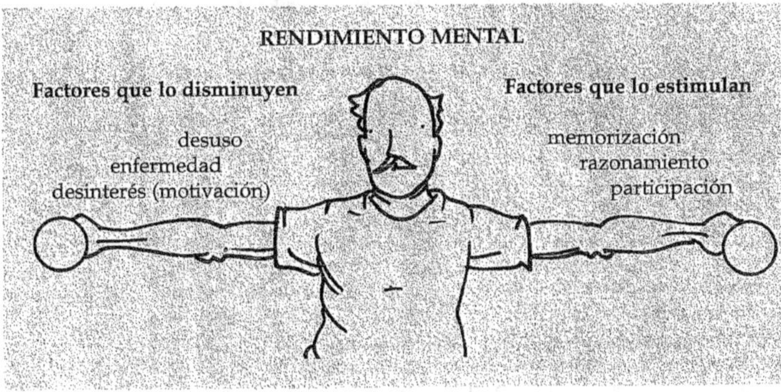

Algunos defienden la teoría de que los factores que producen la falta de rendimiento mental son desuso, enfermedad y desinterés en sí y muchos expertos insisten en que es la falta de utilización de ciertas habilidades el principal responsable de la decadencia cognitiva de los mayores. Para evitar que esto suceda, su recomendación es fomentar la práctica y ejercitar a diario la memorización, el razonamiento y la flexibilidad intelectual.

También están siendo estudiados los procesos relacionados con la alteración de los sentidos. La dureza de oído de muchos mayores no parece ser, en contra de lo que se piensa, nada natural. Sí es cierto que algunas de las células encargadas de transmitir el sonido pierden ciertas propiedades, pero la mayoría de las sorderas relacionadas con la edad están más bien producidas por enfermedades vasculares (como hipertensión, aterosclerosis de los vasos intrauriculares, etc.) y el efecto degenerativo de la exposición continuada a los fuertes ruidos que caracterizan nuestra vida cotidiana. Igual sucede con la vista, la degeneración macular, el glaucoma o las cataratas, tan frecuentes entre las personas más mayores, son la consecuencia de una serie de circunstancias internas y externas, pero decir que son el producto irremediable de la edad no es realmente objetivo.

Otro resultado incuestionable de éste y otros estudios semejantes, y que no tienen que demostrarnos científicamente, es que el paso del tiempo no sigue un patrón único y que las consecuencias de la edad varían considerablemente de una persona a otra. Esto no hace sino confirmar lo que ya apuntamos, que la especie humana no evoluciona de forma natural hasta el estado enfermizo y delicado en que muchas personas de edad se encuentran, porque si fuese así todos y cada uno seguiríamos el mismo patrón. Sí es cierto que el organismo humano degenera y tiene un límite de existencia, pero no tan prematuro como nos empeñamos en atribuirle.

2.2. Las teorías del envejecimiento

Las teorías del porqué envejecemos siguen dos tendencias bien diferenciadas. Para unos el organismo humano está programado de forma que al llegar a cierto punto se pone en marcha un proceso biológico de autodestrucción con el fin de dejar sitio a las nuevas generaciones. Este proceso consiste en una serie de cambios genéticos, hormonales e inmunológicos que terminan por provocar la destrucción celular, lo que implica una muerte natural. Para otros, sin embargo, el proceso de envejecimiento no es sino el producto de un error o agresión externa que daña las células y limita el funcionamiento orgánico. La consecuencia es una muerte por causas externas, no naturales. Los más prudentes prefieren quedarse en un punto medio y apuntan a una combinación de circunstancias externas y procesos internos como causa del envejecimiento y la muerte.

En cualquier caso, lo cierto es que los humanos tenemos un límite de existencia, límite que los estudiosos ya establecieron hace siglos y que nuevas investigaciones parecen confirmar. El biólogo George Buffon estableció en el siglo XVIII que los animales tienden a vivir seis veces el tiempo que necesitan para completar su periodo de crecimiento. Dado que los humanos alcanzamos la madurez ósea a la edad aproximada de 20 años, nuestra edad máxima se puede establecer en unos 120 años. Más recientemente, Richard Cutler observó que la longevidad depende de varios factores, como ritmo de desarrollo, duración del ciclo reproductivo, consumo máximo de calorías y tamaño del cerebro. Tomando en consideración todos estos factores, Cutler estimó que la máxima vida potencial del hombre es de aproximadamente 115-120 años.

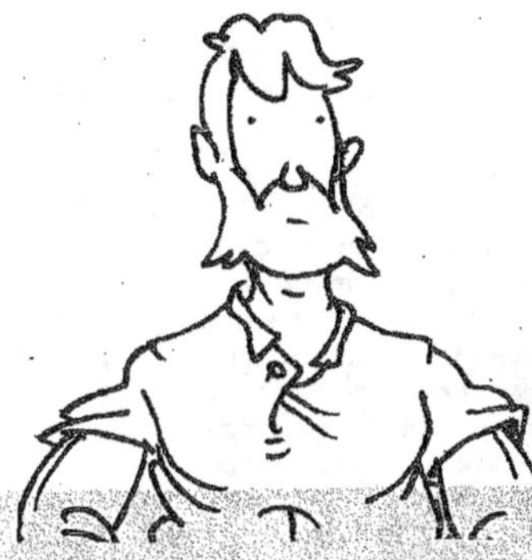

TEORÍAS DEL ENVEJECIMIENTO

Radicales libres

El organismo produce ciertas sustancias llamadas radicales libres, que reaccionan y dañan la estructura genética de las células. Según esta teoría, los antioxidantes (como la vitamina C, E y el betacaroteno) neutralizan la acción de los radicales libres.

Glucosilación

El azúcar se une a las proteínas formando ciertas sustancias que alteran el funcionamiento celular.

Antitoxina

La capacidad del organismo para eliminar productos tóxicos disminuye a medida que pasan los años.

DNA

La capacidad del organismo para reparar los daños que se producen en el material genético celular (DNA) disminuye con la edad.

Por su parte, nuestros contemporáneos gerontólogos han establecido oficialmente una edad máxima de 120 años para la especie humana, lo que confirma la homogeneidad de los cálculos. En cualquier caso, no parece lógico que una especie, la humana, tenga que evolucionar genéticamente hasta el estado de degeneración que provocan las enfermedades crónicas que hoy caracterizan las edades adultas. Más bien parecería que, alcanzado el momento, la muerte habría de llegar de forma más natural y sin la etapa de enfermedad e incapacidad que hoy, por frecuente, consideramos natural. La conclusión más inmediata es que no hay necesidad de vernos a nosotros mismos como víctimas de las incapacidades de la edad. Si asumimos que el paso del tiempo va a causarnos limitaciones y minusvalías a menos que tengamos "suerte" o "buenos genes", no sólo estamos en un error, sino que no habrá mucho que podamos esperar. Si por el contrario asimilamos que genéticamente estamos preparados para muchos años y que es posible regular y controlar el deterioro que el paso del tiempo produce en las funciones fisiológicas, estaremos preparados para una larga, productiva y sana existencia.

2.3. ¿Pasividad o inactividad?

Erick Erickson, un aventajado discípulo de Freud y famoso psicólogo, afirma en su teoría del desarrollo de la personalidad que al llegar a la etapa madura de la vida, alrededor de los 60 años, nos vemos en la tesitura de tener que elegir entre dos caminos bien diferentes. Uno de pasividad, que él llama en inglés stagnation, y que es la consecuencia de una crisis de maduración no resuelta en la que el individuo se niega a asumir responsabilidad sobre su destino y se coloca en una situación de ostracismo y paralización que termina por producirle una inevitable sensación de aburrimiento y de incapacidad para el control emocional. El otro camino es el de iniciativa, en inglés generativity, y que se traduce en el deseo de contribuir al futuro de generaciones venideras, a la mejora de la comunidad en la que se vive, al progreso y bienestar de la sociedad en general. Los que se dirigen en esta dirección se encuentran con nuevos e interesantes retos personales y profesionales, unas relaciones más satisfactorias, más responsabilidad civil y mayor madurez social. Creer que los sesenta suponen la jubilación del interés por la vida, del pensamiento positivo y de la creatividad es un monumental error. Un reciente estudio de los cuatrocientos más destacados artistas, músicos, científicos, literatos y arquitectos del mundo descubrió que más de la mitad había conseguido su mejor obra después de los 60 años.

Las circunstancias que nos abocan a uno u otro de estos dos caminos bien distintos son variadas, pero aquellos que se deciden a hacerse cargo de su propio destino, que adoptan un estilo de vida que alimenta la cantidad y calidad de su existencia, tienen más probabilidades de verse a ellos mismos de forma positiva, son más capaces de tomar la iniciativa de su cuidado personal y viven también de forma más sana y feliz.

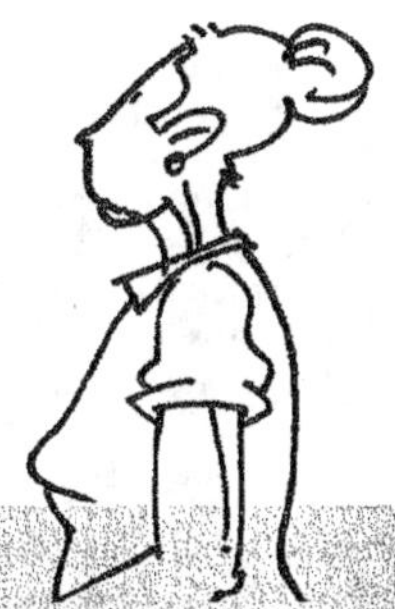

¿Con este...?

Tengo escaso control sobre los acontecimientos que suceden a mi alrededor.
La mayoría de las veces pienso que me dejan apartado.
Siento que no tengo a nadie a quien recurrir.
No tengo ninguna influencia sobre el bienestar de los demás.
Mi vida es poco productiva.

¿O con este otro...?

Participo en las actividades e influyo en los acontecimientos que me afectan.
Casi siempre soy capaz de opinar y proponer iniciativas.
Tengo a alguien en quien puedo confiar y con quien puedo sincerarme.
Contribuyo afectivamente al bienestar de los demás.
Ocupo mi tiempo en actividades productivas para mí y los demás.

Las personas pesimistas ven las cosas negativas como permanentes,
en tanto que las optimistas las ven como temporales y pasajeras.
¿Cómo las ve usted?

Pesimista	Optimista
1. "Nunca me hablas".	1. "Últimamente te ha costado hablarme".
2. "Nunca tengo energía".	2. "Hoy estoy algo cansado".
3. "Mi vecina es una cotorra".	3. "Mi vecina está hoy muy comunicativa".
4. "Eres un cocinero desastroso".	4. "Hoy no encontraste una buena receta".
5. "Estoy siempre enfermo".	5. "Hoy no me encuentro en forma".

2.4. El cuidado personal

Es necesario pues que nos convenzamos de las ventajas de tomar la iniciativa en el cuidado de nuestra propia salud y que seamos capaces de utilizar los recursos a nuestro alcance. La mayoría seguimos sin embargo haciendo de los profesionales sanitarios los salvaguardas de la salud y nos dejamos manejar a su antojo aunque, objetivamente, la medicina ha tenido y tiene una contribución muy limitada en el estado actual de nuestros índices nacionales de salud y, por tanto, en la salud individual. Según estimaciones realizadas en Estados Unidos, de los 30 años de vida media ganada por la población norteamericana en lo que va de siglo, sólo cinco han podido atribuirse al cuidado médico, los veinticinco restantes se han ganado gracias a la mejora de las medidas higiénico-sanitarias (como cloración del agua, alcantarillado, control de los alimentos, etc.) e intervenciones de salud pública dirigidas a aumentar el interés personal y colectivo en mantener un buen estado de salud.

Para hacernos cargo del cuidado de nuestra propia salud debemos seguir un proceso evolutivo. Dicho proceso podría resumirse así:

1) debemos informarnos primero de las medidas a tomar para conservar una buena salud y entender el funcionamiento de los factores que facilitan la aparición y desarrollo de las enfermedades más frecuentes.

2) debemos ser capaces luego de evaluar nuestra propia situación en relación con esos factores.

3) debemos estudiar finalmente cómo modificar, si fuera necesario, los factores que pudieran estar poniendo en peligro nuestra salud y facilitando la aparición de procesos patológicos.

Esto no es fácil pero hay al menos que intentarlo y, afortunadamente, sabemos que teniendo las ideas claras y la convicción necesaria hay muchas posibilidades de conseguirlo porque las circunstancias lo favorecen.

EL PROCESO DE HACERSE CARGO DE LA SALUD

Información --- Autoevaulación --- Acción

Si recapacitamos por un momento, esos procesos epidémicos que caracterizaron épocas pasadas, como la peste o la viruela, han pasado ya a figurar casi exclusivamente en nuestros libros de historia de la medicina. Esto ha supuesto un gran paso adelante porque ponían en peligro las vidas de poblaciones enteras y, lo que era más desesperante, surgían de pronto y sin dejar muchas opciones para un rápido control ni una adecuada prevención. Aunque la erradicación de este tipo de procesos ha sido un tremendo logro de nuestra época no podemos, sin embargo, cantar victoria y decir que hemos vencido la guerra a la enfermedad. Lo que hemos conseguido es más bien sustituir unas por otras y las enfermedades crónico-degenerativas, como los infartos y aterosclerosis, el cáncer y la diabetes, la depresión y la soledad, son ahora los principales causantes del dolor, el sufrimiento y la incapacidad de las sociedades modernas.

Aunque la realidad de hoy no es como vemos del todo optimista, sí que hay ciertos matices que no se deben olvidar y que suponen una importante diferencia en relación con el pasado. Las enfermedades crónico-degenerativas se desarrollan de forma lenta y progresiva y su aparición y evolución están relacionadas con factores de riesgo en su mayoría conocidos y sobre los que podemos nosotros mismos influir. Esto nos otorga una enorme ventaja con relación a las epidemias del pasado ya que, por un lado, nos da tiempo a reaccionar si vemos que algo no marcha por el camino debido y, en segundo lugar, pone en nuestras propias manos la decisión de adoptar medidas encaminadas a evitar la enfermedad.

2.5. Enfermedad y factores de riesgo

El estado de salud de cada persona depende de una serie de factores biológicos, ambientales, médicos y de estilo de vida. Unos pocos de ellos son inmodificables, como los relacionados con el sexo, la herencia genética, la edad, etc. Otros son difíciles de controlar en el ámbito individual, como la contaminación ambiental o las condiciones higiénicas de las aguas. Algunos dependen del tipo de sociedad y estructura en la que nacemos y vivimos, como la disponibilidad, calidad y accesibilidad a los servicios médicos. La mayoría, sin embargo, están relacionados con los hábitos y conductas, algo que es más controlable a escala personal, como las horas de sueño y recreo, la alimentación o el nivel de actividad física.

Algunas investigaciones han podido cuantificar la contribución de cada uno de estos factores al estado de salud individual. Se ha llegado a la conclusión de que en las sociedades desarrolladas los factores biológicos (genes, edad, sexo, etc.) tienen una influencia muy limitada en la salud, sí es cierto que, por ejemplo, los hombres tienen más riesgo de sufrir enfermedades del corazón y que el cáncer es más frecuente a partir de los cincuenta, pero biológicamente esa relación es bastante reducida y el hecho de ser hombre o tener 50 ó 60 años no supone ni mucho menos que se tenga que sufrir de ciertas enfermedades, aunque nada podamos hacer para cambiar esas circunstancias.

En relación con el cuidado médico, aunque el tema sigue creando controversia, parece también que tiene una repercusión más bien débil en el estado de salud. Aquí se incluye la disponibilidad de asistencia y el uso que se hace de ella, como hospitales y clínicas, revisiones médicas periódicas, detección precoz de enfermedades, tratamiento adecuado, etc. Toda la moderna tecnología, todo nuestro sofisticado sistema sanitario contribuye en una pequeña proporción a nuestro estado de salud y eso en el mejor de los casos, cuando se ofrece, proporciona y utiliza adecuadamente y con arreglo a ciertos mínimos.

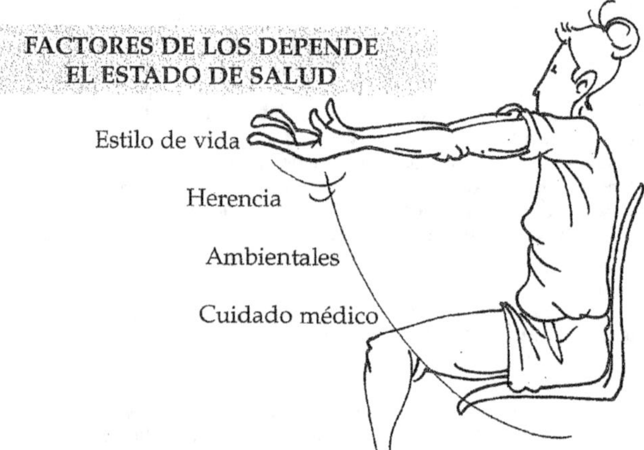

Los factores ambientales y ocupacionales son algo más determinantes y su contribución al estado de salud es más marcada. Por ejemplo, algunos tipos de trabajos se relacionan con menores esperanzas de vida, como ciertos mineros o personas que manipulan determinadas sustancias químicas. Es sabido también que el cáncer de piel es más frecuente en lugares muy soleados, como en ciertas regiones de Australia y del sudoeste de los Estados Unidos, o que la disminución de la capa de ozono puede entrañar ciertos peligros para la salud de los habitantes de algunas zonas. Estos factores son modificables más bien con medidas colectivas, como control medioambiental y acuerdos internacionales, aunque también se puede actuar a escala personal cambiando de lugar de residencia, mejorando las condiciones de trabajo, etc.

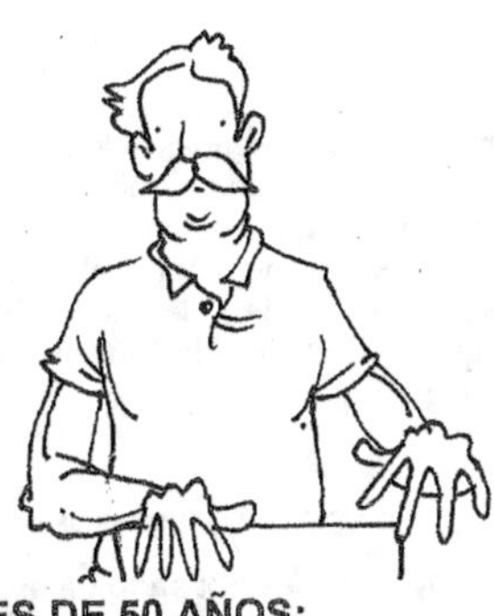

MEDICINA PREVENTIVA MAYORES DE 50 AÑOS:
PARA PERSONAS SANAS

ENFERMEDAD PROCESO	PRUEBA	FRECUENCIA
HIPERTENSIÓN	Toma de tensión	Anual
HIPERCOLESTERINEMIA	Colesterol en sangre	Al menos cada 5 años
CÁNCER de CÉRVIX	Prueba de Pap	Anual hasta los 65 años
CÁNCER DE MAMA	Examen manual Mamografía	Anual Cada 1-2 años
VISIÓN	Examen y prueba de glaucoma	Cada 2 años
OBESIDAD	Peso y altura	Anual
OIDO	Andiometría	Según estado auditivo
CÁNCER DE COLON Y RECTO	Examen de heces Sigmoidoscopia Coloidoscopia	Anual Cada 5-10 años Sólo en personas con alto riesgo
CÁNCER DE PIEL	Examen visual	Anual
CÁNCER DE PRÓSTATA	Prueba de PSA Examen Digital	No determinado Anual
OSTEOPOROSIS	DEXA	En personas de alto riesgo

2.6. Hábitos y conductas como principales factores de riesgo

Aunque importantes y dignos de tener en cuenta, todos estos factores juntos posiblemente condicionan sólo una parte de nuestro estado de salud, lo que supone una buena noticia, ya que como hemos señalado son complicados de modificar a escala individual. Al mismo tiempo, ello significa que tenemos otra buena parte, que hemos llamado estilo de vida, disponible para intentar compensar por esos otros factores que son difíciles de controlar y llegar así a un equilibrio ventajoso para nuestra integridad.

VERDADEROS RESPONSABLES DE LA MORTALIDAD EN ESPAÑA (basado en estimaciones comparativas)

CAUSA	N° ESTIMADO DE MUERTES ANUALES QUE PRODUCE	% DE LA MORTALIDAD TOTAL
Tabaco	40.000	13
Dieta / Sedentarismo	30.000	10
Alcohol	30.000	10
Agentes tóxicos y microbianos	25.000	8
Accidentes	10.000	3
Comportamiento sexual	6.000	2
Otras drogas	3.000	1
TOTAL	144.000	47%

El auténtico protagonista de nuestro estado de salud es el estilo de vida. Tan indefensos que nos sentimos cuando nos vemos afectados por un infarto o una embolia cerebral y sin embargo éstos no son sino la última consecuencia de algo que en la mayoría de los casos nosotros mismos, con la ayuda de la sociedad, hemos facilitado. Para entender esto debemos ir un poquito más allá de la propia enfermedad y considerar sus causas, los motivos por los que se producen. Las enfermedades del corazón, el cáncer, los accidentes o las enfermedades pulmonares producen la mayoría de las defunciones que sufrimos en nuestro país porque son las causas que el médico de turno identifica y certifica en el momento de la muerte. Pero en esta certificación se está ignorando a los verdaderos protagonistas de la muerte prematura y las auténticas raíces de la enfermedad, que quedan así enmascaradas y sin ni siquiera ser mencionadas en el certificado de defunción. En realidad, aproximadamente la mitad de las 300.000 muertes que se producen en España anualmente pueden evitarse, son prevenibles mediante la modificación de los factores externos que terminan por producirlas.

Pero, ¿cuáles son esos factores y cuál es su contribución particular en cada una de las enfermedades? Como mencionamos anteriormente, las enfermedades crónicas están originadas por una combinación de circunstancias, factores de riesgo, que cuando están presentes pueden favorecer su aparición y desarrollo. Algunos de estos factores son de tipo hereditario, como la edad y el sexo, y no modificables. Otros, por el contrario se adquieren durante la vida y muchos llegan a convertirse en hábitos, como el fumar y el consumo excesivo de alcohol.

2.7. El sedentarismo como factor de riesgo múltiple

De entre todos los factores de riesgo modificables que hasta ahora han podido ser identificados, es posiblemente el sedentarismo o falta de actividad física el que más negativamente afecta en la aparición de enfermedades crónicas y, sobre todo, influye en la acelerada degeneración de nuestras funciones biológicas y capacidades fisiológicas.

La inactividad física no sólo supone un factor que de forma directa influye en varias de las enfermedades que mayor mortalidad prematura producen en nuestro país, sino que al favorecer la aparición de otros factores de riesgo termina por multiplicar sus efectos negativos sobre el organismo y, consecuentemente, sobre la salud. Cientos de estudios han demostrado claramente en los últimos treinta años la relación entre inactividad física y enfermedad. Quizás el proceso mejor documentado es el relacionado con las enfermedades cardiovasculares, la primera causa de muerte en España y la mayoría de los países desarrollados. El sedentarismo, se ha podido demostrar, favorece por un lado la obesidad, lo que afecta negativamente los niveles de colesterol en sangre que, a su vez, afecta de forma directa la aparición de procesos cardiovasculares. Pero no queda ahí la cosa. La obesidad favorece igualmente el desarrollo de diabetes del adulto y ésta la aparición de aterosclerosis, que de forma directa deteriora al sistema circulatorio y al corazón. Para completar el cuadro, la obesidad es también un factor de riesgo en la aparición de hipertensión, la enfermedad cardiovascular más frecuente y que produce la mayoría de las trombosis, embolias y derrames cerebrales.

El sedentarismo se ha relacionado con un sinnúmero de procesos patológicos, además de los ya mencionados, como el cáncer, la osteoporosis y ciertas enfermedades y estado mentales. Además, se ha demostrado que la actividad física disminuye los efectos negativos del paso del tiempo.

SEDENTARISMO Y ENFERMEDAD CARDIOVASCULAR

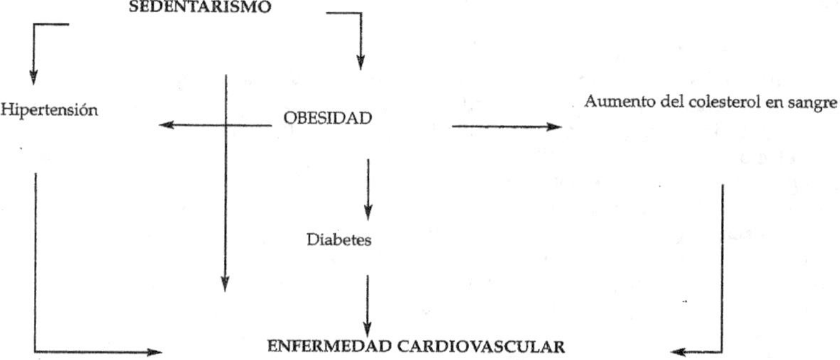

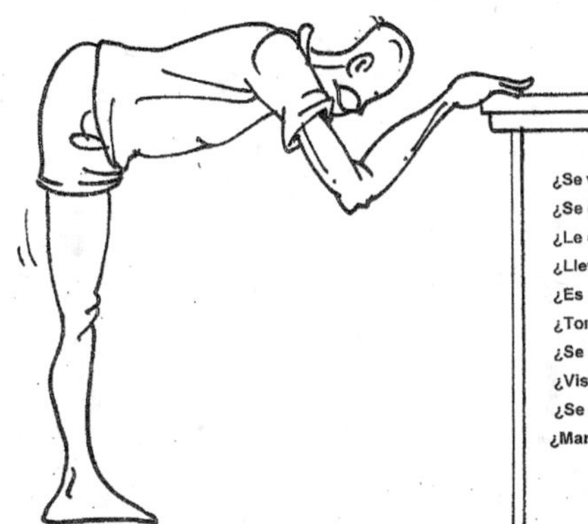

¿ESTÁ AMENAZADA SU SALUD?

¿Se ve incapacitado para controlar su tensión y estrés?	Sí	No
¿Se encuentra deprimido con frecuencia?	Sí	No
¿Le cuesta seguir una dieta equilibrada?	Sí	No
¿Lleva una vida sedentaria?	Sí	No
¿Es usted fumador?	Sí	No
¿Toma más de dos bebidas alcohólicas al día?	Sí	No
¿Se olvida de abrocharse el cinturón de seguridad?	Sí	No
¿Visita a su médico sólo cuando está enfermo?	Sí	No
¿Se siente solo y desatendido?	Sí	No
¿Mantiene su mente ociosa?	Sí	No

Si contestó **Sí** *a alguna de las preguntas*
sus riesgos de enfermedad podrían estar aumentando.

Página en blanco

3. LOS EFECTOS DEL EJERCICIO SOBRE LA SALUD

Durante décadas los investigadores habían sospechado que el ejercicio prolongaba la vida y retardaba el proceso de envejecimiento, pero nadie se atrevía a declararlo abiertamente ya que se carecía de la evidencia científica. Hoy día ningún experto tiene el menor reparo en afirmar que el ejercicio produce un efecto positivo sobre la longevidad. Una reciente publicación de la universidad norteamericana de Stanford, explica cómo al comparar personas de entre 60 y 70 años que realizan ejercicio habitual con otras sedentarias de la misma edad se puede comprobar que los sujetos más activos son fisiológicamente más jóvenes. Sus funciones cardiovasculares, fuerza y resistencia muscular, composición corporal, lípidos en sangre y apariencia física son generalmente mejores y comparables a las de personas 10 ó 20 años más jóvenes. La misma publicación riza incluso un poco más el rizo y se atreve a cuantificar y reafirmar que no hay que ser un atleta para conseguir el beneficio del ejercicio. Según sus cálculos, un hombre de 40 años que realiza 3 horas de ejercicio a la semana con una pérdida total de 2.000 calorías, gana más tiempo de vida que el que dedica a esa actividad, ya que por cada 60 minutos de ejercicio puede esperar casi 120 minutos más de vida que sus colegas sedentarios.

PROBLEMAS DE SALUD MÁS FRECUENTES ENTRE LOS ESPAÑOLES MÁS MAYORES (1987)

Problemas visuales
Reumatismos
Problemas auditivos
Hipertensión
Dolores de cabeza
Bronquitis
Problemas de pie
Colesterol elevado
Problemas psíquicos
Varices
Problemas de corazón
Dolencias de estómago

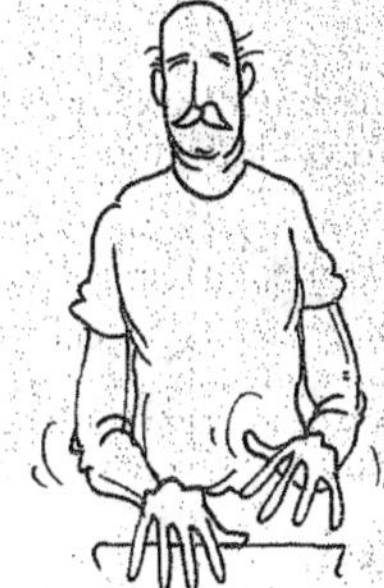

Durante los últimos años se ha producido también un considerable avance en el entendimiento de los efectos de la actividad física moderada sobre la salud y la enfermedad, y se han llegado a ciertas conclusiones que son bastante aceptadas por todos los especialistas. En general, se ha podido demostrar que las personas sedentarias tienen mayor mortalidad que las que mantienen un estilo de vida más activo. Uno de los estudios que más información está aportando a este respecto es el que se viene realizando en la famosa universidad norteamericana de Harvard. El Dr. Paffenbarger, responsable en estos momentos del estudio, y sus predecesores llevan décadas siguiendo a un grupo de alumnos de esa universidad para evaluar sus niveles de actividad física y sus riesgos de muerte y enfermedad. Se ha podido comprobar que el riesgo de defunción disminuye a medida que aumenta la cantidad de actividad física de los participantes en el estudio. Más concretamente, se ha demostrado que los individuos que caminan 15 kilómetros o más a la semana tienen menos riesgos de muerte que los que caminan menos de 5 kilómetros a la semana. Igual sucede con los que suben 55 tramos de escalera o más a la semana en comparación con los que suben menos de 20 tramos y con los que realizan algún tipo de ejercicio o deporte moderado en comparación con los que no se mueven o sólo lo hacen durante 1 hora semanal. Más importante, Paffenbarger y los suyos han podido comprobar que los participantes que son sedentarios durante sus años de universidad pero que luego en la edad adulta comienzan a realizar alguna actividad física moderada reducen su mortalidad en un 23% en comparación con los que continúan siendo sedentarios. Parecidos resultados se han obtenido con distintos grupos de edad, desde los 45 hasta los 84 años.

3.1. Ejercicio y sistema músculo-esquelético

Uno de los problemas más significativos con el que tienen que enfrentarse los más mayores es la pérdida muscular y ósea que conlleva la edad. A partir de los 25 años el organismo empieza a disminuir su masa muscular y a acumular mayor cantidad de grasa. Con los huesos ocurre algo semejante por la pérdida de calcio, y la densidad ósea empieza a decrecer con la edad, tanto en hombres como en mujeres, lo que se hace más marcado en el sexo femenino a partir de la menopausia. La conclusión: los músculos y los huesos, o se usan o se pierden.

Sin un adecuado sistema músculo esquelético cada movimiento físico se convierte en un enorme esfuerzo y la más simple actividad, como caminar, levantarse de la cama o guardar el equilibrio, en una pesadilla. A ello hay que añadir el peligro de caídas y lesiones que supone una musculatura débil y unos huesos frágiles. El resultado de todo esto es la pérdida de independencia y la disminución de la calidad de vida que hoy predomina entre los más mayores.

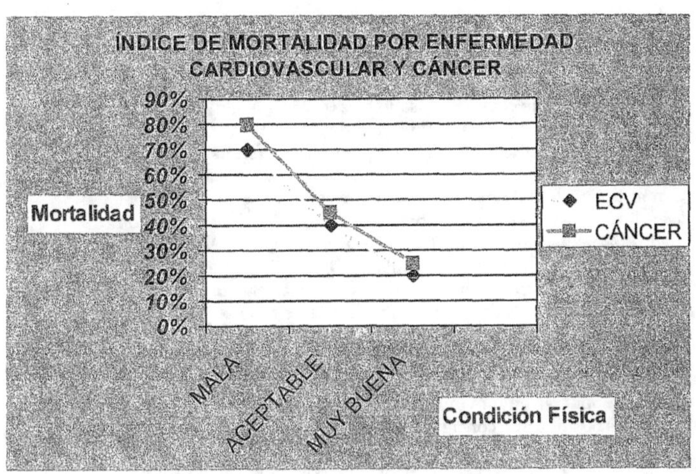

La actividad física es indispensable para proteger al organismo de la pérdida de masa muscular y ósea. Es difícil saber con exactitud la cantidad de ejercicio que es necesaria para conservar la densidad de los huesos y la fuerza muscular a partir de cierta edad, pero sí está claro que en las personas sedentarias la degeneración es más rápida e importante. Lo ideal sería mantener un adecuado nivel de actividad durante toda la vida, lo que previene la pérdida de calcio y músculo y asegura la integridad y buen funcionamiento del sistema músculo esquelético, pero también hay que tener claro que la actividad se puede iniciar a cualquier edad. Además, el ejercicio tiene una clara indicación terapéutica contra procesos que afectan más a los mayores como la osteoporosis, enfermedad que descalcifica los huesos y los deja frágiles y quebradizos, y la artrosis, que afecta ya a miles de españoles. Un régimen de actividad, junto con un consumo adecuado de calcio y vitamina D, fortalece los huesos, mejora el equilibrio y aumenta la movilidad. Ciertas actividades como caminar o nadar a un ritmo moderado pueden fortalecer las estructuras articulares y mejorar su funcionalidad. Todo esto puede ser clave para la prevención de caídas y accidentes, así como para la capacidad de llevar una vida independiente.

3.2. Ejercicio y enfermedades cardiovasculares

Desde finales de los años setenta, miles de estudios han tratado de demostrar que la actividad física tiene un efecto beneficioso en la prevención de las enfermedades cardiovasculares, algunos de ellos han pasado más de 25 años siguiendo muy de cerca a sus sujetos. En general, la práctica totalidad de estos estudios han podido demostrar que bajos niveles de actividad física y pobre condición física aumentan el riesgo de muerte por enfermedad cardiovascular. Uno de esos estudios, el llamado Aerobics Center Longitudinal Study, se realizó precisamente en la clínica del padre del aeróbic en Texas, el Dr. Cooper. El estudio consistió en evaluar el nivel de condición física de los participantes, casi 15.000 hombres y mujeres, y en clasificarlos en tres grupos diferentes: pobre, aceptable y alta condición física. Se realizó un seguimiento posterior que duró ocho años durante los cuales casi 300 participantes fallecieron. El estudio pudo comprobar que la probabilidad de muerte y enfermedad cardiovascular era mucho mayor entre los participantes con pobre condición física, y que aunque la menor probabilidad de muerte y enfermedad correspondía a los que habían demostrado una alta condición, el mayor beneficio se apreciaba entre los que conseguían ponerse en movimiento y salir del sedentarismo. Así, los participantes mayores de 60 años que consiguieron mejorar su condición física disminuyeron su mortalidad en la mitad. Los investigadores llegaron también a la conclusión de que no hay que ser un atleta para mejorar la longevidad y la salud de forma considerable. La otra conclusión de los investigadores fue que no es nunca tarde para aumentar el nivel de actividad y mejorar la condición física.

El ejercicio afecta también al nivel de colesterol en sangre, lo que como sabemos tiene una gran influencia sobre las enfermedades del corazón. De una forma directa, el ejercicio habitual aumenta la cantidad de colesterol bueno o HDL. Se ha comprobado que los atletas y deportistas poseen mayores niveles de HDL y menores de triglicéridos, lo que disminuye los riesgos de enfermedades cardiovasculares. Pero igualmente se ha podido comprobar que actividades tan simples como caminar durante un mínimo de 30 minutos diarios ayuda a elevar el HDL en sangre.

¿TIENE USTED UN MAYOR RIESGO DE ENFERMEDAD CARDIOVASCULAR?

¿Conoce su presión arterial?	Sí	No
¿Es usted NO fumador?	Sí	No
¿Sabe sus niveles de colesterol?	Sí	No
¿Evita las grasas en su dieta?	Sí	No
¿Mantiene un peso corporal adecuado?	Sí	No
¿Hace ejercicio de forma habitual?	Sí	No
¿Sabe cómo evitar el estrés?	Sí	No
¿Es normal su nivel de glucosa en sangre?	Sí	No

*Si contestó **NO** a alguna de estas preguntas, su riesgo de enfermedad cardiovascular podría estar aumentado.*

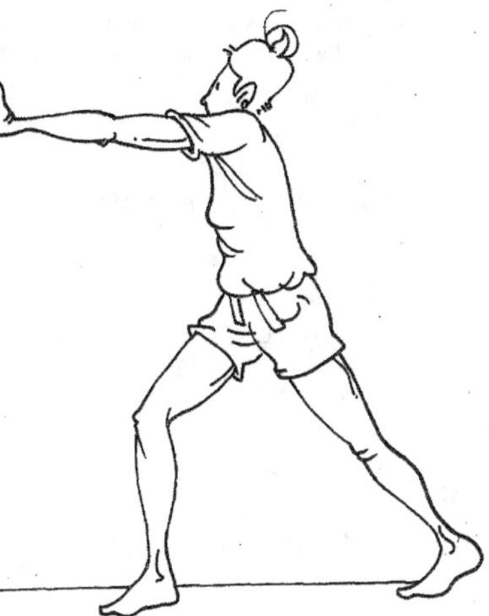

3.3. Ejercicio y presión arterial

La hipertensión es la enfermedad cardiovascular más frecuente y el riesgo de padecerla aumenta con la edad. Considerando que los principales factores que ayudan al desarrollo de la hipertensión son obesidad, sedentarismo y consumo excesivo de grasa, la actividad física es el mejor método preventivo contra esta enfermedad. Las personas sedentarias tienen mayor probabilidad de padecer hipertensión que los que son más activos y están en buena forma física. Muchos estudios han podido comprobar también que la actividad física y el ejercicio tienen un positivo efecto terapéutico sobre las personas que ya sufren de hipertensión, ayudando a su control.

3.4. Ejercicio y cáncer

La falta de actividad física se considera hoy un importante factor de riesgo en relación con el cáncer. La mayoría de los expertos coinciden en que la inactividad tienen una relación importante con el cáncer de colon. Otros estudios han llegado a la misma conclusión en cuanto al cáncer de pulmón, ovario, testículo, endometrio y mama.

3.5. Ejercicio y diabetes

Está bastante claro que la actividad física habitual disminuye los riesgos de desarrollar diabetes mellitus o del adulto, enfermedad que es más frecuente entre las personas más mayores. Menos casos de diabetes se observan sistemáticamente en adultos, hombres y mujeres, que mantienen un peso corporal adecuado y siguen una rutina regular de actividad física. El ejercicio físico es igualmente una importante arma terapéutica para los que ya padecen diabetes, y ayuda a regular los niveles de glucosa en sangre. Los investigadores creen que el efecto positivo del ejercicio sobre la diabetes se debe a, primero, que el ejercicio favorece el paso de glucosa de la sangre al músculo, lo que ayuda a regular el nivel de azúcar en sangre y, segundo, disminuye la demanda de insulina al aumentar la sensibilidad del organismo a esta sustancia.

3.6. Ejercicio y peso corporal

La obesidad es más frecuente después de los 50 años y tiene peores consecuencias en los mayores ya que aumenta los riesgos de otros procesos graves como artritis, hipertensión o diabetes. El exceso de peso que se produce con la edad tiene varias causas, pero la más importante es la falta de actividad física. No sólo nos hacemos más sedentarios a medida que pasan los años, sino que nuestro organismo gradualmente gasta menos calorías diarias, combinación que termina por producir un exceso de energía que se traduce en un aumento de peso. A esto hay que añadir el importante cambio en composición corporal que suele conllevar la edad. Una persona normal pierde entre 3 y 4 kilos de masa muscular entre la juventud y la década de los cuarenta, y alrededor de los 55 años la rapidez del proceso de pérdida comienza incluso a aumentar. Dado que el músculo es un tejido activo que consume calorías, su pérdida contribuye aún más a ese exceso de energía que antes apuntábamos y que puede terminar en un aumento de peso.

Pero aunque ese cambio de composición corporal y esa pérdida de músculo, que se sustituye normalmente por grasa, son propios de la edad, no son totalmente inevitables y sí en gran parte pueden prevenirse. El aumento de la actividad física y un adecuado programa de fuerza son recomendables en la edad adulta para mantener o reducir el peso corporal y para evitar la pérdida excesiva de masa muscular.

3.7. Ejercicio y salud mental

La insistencia de los especialistas en las consecuencias negativas del exceso de tensión emocional no es gratuita, sobre todo a medida que pasan los años. De una u otra forma el estrés produce con frecuencia reacciones orgánicas evidentes, como erupciones en la piel o aumento de la presión arterial. A otros niveles, la continua tensión emocional puede provocar depresión y ansiedad y dificultar la capacidad de decisión y concentración. Todo ello viene a agravar la situación mental con la que con frecuencia tienen que enfrentarse los más mayores por cuestiones personales o familiares.

Pero se ha comprobado que el ejercicio ayuda a reducir el aumento de presión arterial y la frecuencia cardíaca que a corto plazo se producen como consecuencia del estrés, y parece también bastante claro ahora que actúa sobre otros mecanismo fisiológicos relacionados con situaciones de tensión. Por ejemplo, el ejercicio aumenta la cantidad de endorfinas, un tranquilizador que se produce de forma natural en el organismo, y disminuye la de adrenalina, sustancia que dispara los síntomas de ansiedad y alerta. Más categórico es pensar que el ejercicio mejore la capacidad de controlar el estrés mediante al menos dos sencillos mecanismos, primero, mejorando la autoestima, confianza e imagen personal ya que se dedica tiempo y esfuerzo a una actividad socialmente aceptada y valorada por los demás. Segundo, mejorando la sensación de control sobre la propia vida y estado de salud, lo que obviamente ha de influir de forma positiva sobre el estado mental.

Hay poca duda hoy de que un adecuado programa de ejercicio puede aportar enormes beneficios para el cuerpo y la mente, sobre todo cuando se combina con otros hábitos saludables, como una dieta adecuada y el no uso de tabaco. Además, como apuntábamos, hoy sabemos también que el ejercicio puede ayudar a enlentecer el proceso de envejecimiento al repercutir sobre las funciones que más se deterioran con el paso del tiempo. En las personas mayores la mejora de la función física produce también una mayor sensación de bienestar y capacidad.

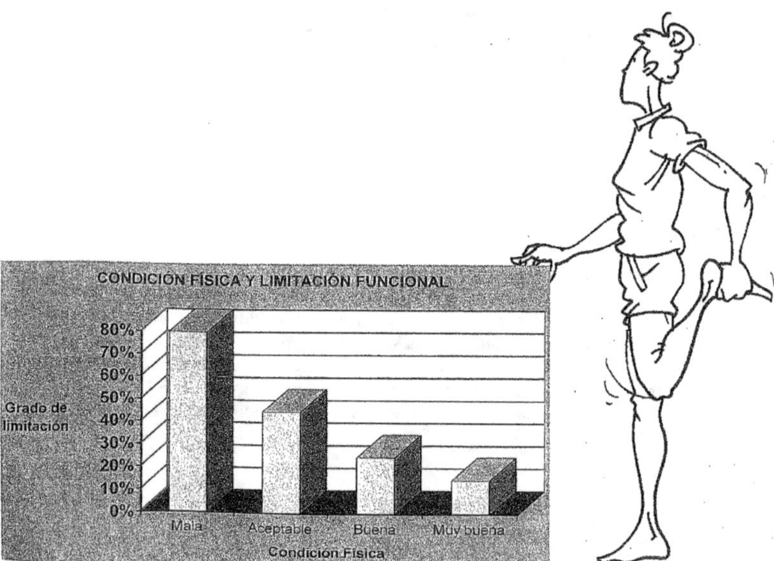

4 EL EJERCICIO EN PASADO Y PRESENTE

En 1968 el norteamericano Kenneth Cooper puso a medio mundo en movimiento con su libro Aerobics, en el que exponía sus teorías sobre los beneficios de este tipo de ejercicio. A los españoles el tema se nos tradujo con el famoso Contamos Contigo, y un repentino interés por el chándal y las zapatillas de deporte. En inglés o en español, el mensaje seguía siendo el mismo: mueve las piernas y moverás el corazón, y la idea de que el deporte ayuda a ver la vida con más optimismo, aumenta la energía y mejora la salud.

4.1. Un poco de historia

A pesar del conocido éxito del aerobic, la relación entre ejercicio y salud no era original ni mucho menos. Todo empezó mucho antes, cuando ciertos antropólogos, médicos y fisiólogos, trabajando en colaboración, observaron que el estilo de vida actual no se parece en nada al de nuestros antepasados, ni tampoco ciertos problemas de salud que son el principal motivo de preocupación de las sociedades modernas. Con la ayuda de la arqueología y otras ciencias se pudo establecer que nuestros ancestros, justo hasta el comienzo de la Revolución Industrial, tenían la buena costumbre de llevar una vida físicamente muy activa. El ejercicio intenso era parte de su labor cotidiana y su única posibilidad de supervivencia en un mundo en el que la buena forma era absolutamente necesaria para conseguir alimentos, cobijo y seguridad. En el paleolítico, por ejemplo, el ciclo habitual consistía en uno o dos días de actividad intensa en busca de comida, seguidos por otro periodo de similar duración dedicado a la preparación de los alimentos conseguidos y a la celebración, pero en los que también se mantenía un gran nivel de actividad que incluía caminatas de 10-12 kilómetros diarios para visitar otras aldeas e intercambiar mercancías.

Algo más tarde el ser humano se percata de los beneficios de la domesticación de los animales y el cultivo de las plantas y se instala en lugares en los que se dedica a la agricultura y la ganadería y en los que comienza a especializarse en determinadas ocupaciones. Después de cientos de años en continuo movimiento, el hombre se acomoda en los parajes que le parecen más propicios para su nuevo estilo de vida. De esa forma se desarrolló una sociedad principalmente rural, pero en la que la agricultura y la ganadería seguían manteniendo a todos bastante activos la mayor parte del año. La revolución industrial de los últimos 200 años ha supuesto sin embargo un cambio mucho más drástico en cuanto a las exigencias físicas que demandan nuestros quehaceres cotidianos. No sólo la gente prefiere alejarse de las zonas y trabajos rurales e instalarse en torno a las grandes ciudades en busca de ocupaciones menos exigentes físicamente, sino que la moderna tecnología nos deja muy poco margen para desarrollar nuestras capacidades físicas naturales. La maquinaria y la electrónica dominan hoy una sociedad mayoritariamente sedentaria en la que el objetivo parece ser tenerlo todo al alcance de la mano y hacer funcionar nuestra vida con el movimiento de un dedo o el parpadeo de una pestaña. La consecuencia es una considerable disminución del gasto energético que diariamente experimenta el ser humano, y no sólo eso, sino que la extraordinaria disponibilidad de todo tipo de alimentos que caracteriza nuestra sociedad moderna ha hecho aumentar nuestro consumo energético de forma considerable, no sólo gastamos menos sino que consumimos más.

4.2. Un cambio evolutivo

Aunque este proceso podría en principio parecer normal, desde el punto de vista evolutivo ha supuesto un tremendo cambio. Durante miles y miles de años, el ser humano ha tenido al movimiento como base de su subsistencia para, de repente, en unos pocos siglos, encontrarse sin la necesidad de realizarlo e instalado cómodamente en ciudades dominadas por medios mecánicos y realizando trabajos casi siempre sedentarios. Esto es un cambio demasiado brusco que biológicamente no hemos sido todavía capaces de asimilar ya que el organismo necesita más tiempo para adaptarse a nuevas situaciones. Los médicos, fisiólogos y biólogos nos han estado insistiendo en que ese cambio no nos está trayendo buenas consecuencias y que nuestros organismos se están resintiendo de forma negativa, y son las enfermedades crónico-degenerativas la consecuencia más clara de esa falta de adaptación que apuntamos.

PRINCIPALES CAUSAS DE MUERTE
(EUROPA)

1. Enfermedades cardiovasculares
2. Cáncer
3. Accidentes y envenenamientos
4. Enfermedades infecciosas transmisibles

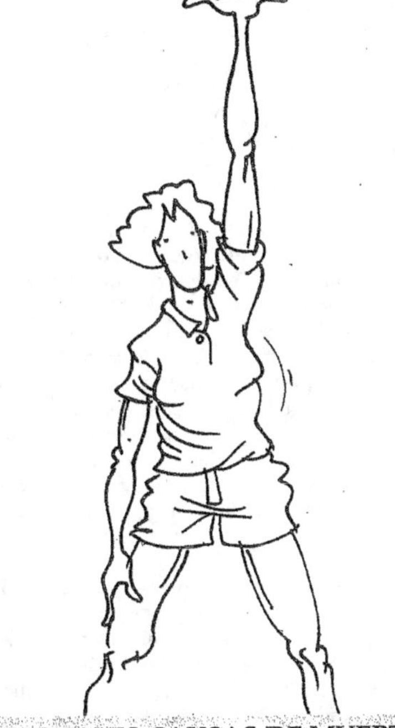

PRINCIPALES CAUSAS DE MUERTE
(ESPAÑA)

1. Enfermedades cardiovasculares
2. Cáncer
3. Enfermedades del aparato respiratorio
4. Accidentes (causas externas)
5. Enfermedades del aparato digestivo

4.3. Un estilo de vida más activo

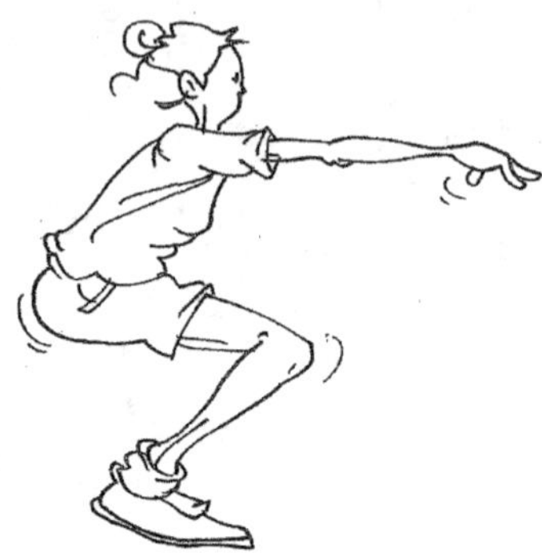

La solución que los expertos proponen, y que resulta la más lógica, es la vuelta a un estilo de vida más en contacto con el medio ambiente, en el que la actividad y el movimiento formen parte del desarrollo cotidiano del individuo, idea por otra parte que era ya defendida por los antiguos griegos. En su libro sobre higiene, Galeno apuntaba que todas las personas, incluso los niños, necesitan ejercicio. El famoso médico veía los beneficios del ejercicio en dos sentidos, como facilitador de la evacuación de los excrementos y como acondicionante de las partes firmes del cuerpo. Las famosas "leyes de la salud" que él y otros ilustres de la época defendían llegaban incluso más lejos, y consideraban que respirar aire fresco, beber y comer de forma adecuada, dormir suficientemente, aprender a tratar las emociones y hacer ejercicio constituían los pilares de la salud. Con ello no hacían sino colocar a la responsabilidad propia como base de una vida saludable y productiva, algo que ha perdurado a través de nuestra historia, aunque con muy distinto protagonismo. En la Edad Media, por ejemplo, nadie quería oír hablar de responsabilidad y mucho menos a la hora de conservar la salud. En el Renacimiento, sin embargo, el sentimiento de responsabilidad personal adquirió un mayor protagonismo a todos los niveles, incluido el médico-sanitario, y las más famosas escuelas de medicina de los siglos XV y XVI enseñaban que la adopción de un adecuado estilo de vida era clave en aquéllos que querían vivir más y más sanos. El ejercicio tomó de nuevo, en medio de esta corriente, un papel destacado. Cristóbal Méndez, de la Universidad de Salamanca, es reconocido como el autor del primer libro dedicado al ejercicio y que fue impreso en el año 1553. La obra sirvió de base a la fisiología del ejercicio y la medicina del deporte que se enseñó en Europa hasta principios del siglo XX. Méndez, fiel a la escuela de Hipócrates y Galeno, defendía que el ejercicio es necesario para limpiar el cuerpo de las impurezas que acumula, pero sin el padecimiento de otros mecanismos fisiológicos como el vómito o procedimientos médicos como la sangría, sino con placer y felicidad.

4.4. Higiene y salud

Este concepto amplio de la higiene y la salud, que otorga a la armonía y el estilo de vida la clave de una existencia sana y duradera, perduró durante varios siglos. En el año 1724 el inglés George Cheyne en su libro Un ensayo de salud y larga vida, recomienda el caminar como la más natural y conveniente de todas las actividades y aconseja la práctica de ejercicios al aire libre como forma de estimular la respiración y la transpiración. Publicaciones en Europa y América siguieron resaltando la necesidad de una vida físicamente activa como medio de conservación de la salud y prevención de las enfermedades. Fue a principios del presente siglo cuando estas ideas heredadas de la medicina tradicional quedaron algo enmascaradas con la aparición de la llamada "medicina moderna", que puso su fe en los medicamentos y la tecnología más que en la responsabilidad personal. No fue hasta mediados de siglo cuando esa idea volvió a resurgir, y con ello, se volvió a colocar al ejercicio y la actividad física como pilares primordiales del estado de salud y larga vida, con la diferencia en esta ocasión de que los especialistas comenzaron por primera vez a demostrar científicamente lo que históricamente se había venido intuyendo: que el ejercicio afecta al organismo humano de muchas y muy variadas maneras.

4.5. El resultado de la investigación

El interés por el ejercicio y la actividad física no es mera casualidad ni algo que esté de moda sin mayor explicación. Como se ha venido indicando, cientos de estudios han podido demostrar en los últimos 50 años el tipo y magnitud de los cambios que el ejercicio y la actividad física producen en el sistema músculo esquelético, respiratorio, cardiocirculatorio, endocrino..., todo ello es el resultado de investigaciones validadas y contrastadas. Los estudios que han llevado a estas conclusiones se centraron inicialmente en formas muy particulares de actividad, soldados en periodos de entrenamiento, pilotos, alpinistas y atletas fueron los primeros sujetos que visitaron los laboratorios de los especialistas en fisiología del ejercicio. La consecuencia fue que se experimentó y aprendió enormemente sobre una forma muy determinada de actividad, la que requería de un esfuerzo intenso, y en unos individuos con una dedicación casi exclusiva a ella. Los investigadores, más preocupados en aprender cómo preparar mejor a los deportistas para ganar competiciones y a los soldados para resistir mejor en el frente se olvidaron de aclarar qué pasaba con el ciudadano de a pie, con el que no era un atleta ni tenía intención de hacer la guerra. Pero los científicos se percataron pronto de ese olvido y fueron convenciéndose de la necesidad de prestar atención a la gran mayoría de la población y no sólo a cierta élite minoritaria. Así, poco a poco fueron trasladando los resultados de sus estudios al público en general.

Su razonamiento fue simple, si el atleta es capaz de mejorar su rendimiento con el entrenamiento continuo y programado, cualquier persona puede igualmente mejorar su condición física dedicando tiempo al ejercicio y, con ello, conseguir importantes beneficios para la salud.

4.6. La recomendación de los expertos

Basándose en los efectos del ejercicio aeróbico sobre la salud del corazón, el insistente mensaje de los expertos en los años setenta y ochenta fué que todo joven y adulto realizase un mínimo de 30 minutos de ejercicio continuo y más bien intenso 3 veces por semana. Esto fue lo que dio pie al lanzamiento del aeróbic como forma de ejercicio, o a la práctica habitual de cualquier actividad que cumpliera con esos requisitos de intensidad y frecuencia, ya fuera carrera continua, natación, ciclismo, etc. Esta idea tuvo una repercusión muy importante e hizo que muchos se pusieran las deportivas y se tiraran a las calles y parques a disfrutar de los placeres del ejercicio aeróbico, pero al mismo tiempo dejó a otros muchos fuera de juego. El mensaje del aeróbic para todos, como más tarde se ha llegado a comprender, fue demasiado ambicioso. No es que la idea no fuese buena, sino que seguía habiendo una inmensa mayoría que no se veía con las coloridas zapatillas, que no acertaba a encontrar el tiempo o el lugar, que no tenía la energía o las ganas... y que, consiguientemente, decidió no intentarlo. Éstos no sólo se quedaron fuera del alcance del aeróbic, sino que razonaron que si esa era la única forma de conseguir algún beneficio y ellos no estaban en condiciones ni de pensarlo era preferible quedarse en casa y seguir disfrutando de la tele y el sillón.

LA RECOMENDACIÓN DE EJERCICIO EN LOS AÑOS 70 Y 80

TIPO: Ejercicio aeróbico continuo.
TIEMPO: Un mínimo de 30 minutos.
FRECUENCIA: 3 veces a la semana.

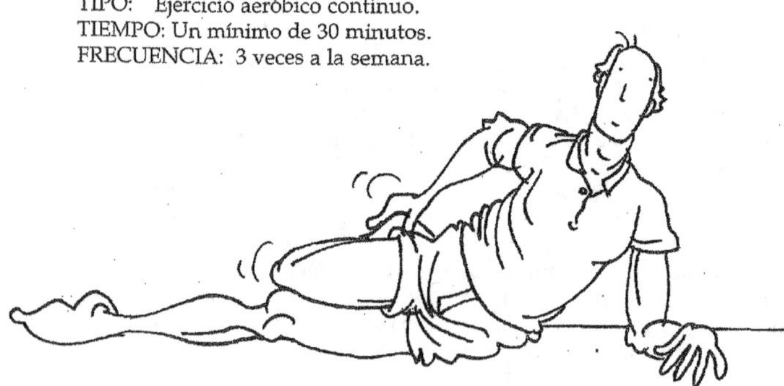

Los que se mostraron más abiertos a cumplir con el mensaje del aeróbic fueron los jóvenes, a los que con todo el tiempo y la energía del mundo la idea les pareció atractiva y entretenida. Los que menos, una amplia gama de profesionales, empresarios y trabajadores de ambos sexos demasiado enfocados en sus quehaceres cotidianos. Otros que quedaron fuera de juego fueron los que habían pasado los cincuenta, a los que las recomendaciones no les cuadraban. Después de décadas en el dique seco, deportivamente hablando, ¿quién se ponía a saltar y sudar varias veces a la semana por el gusto del ejercicio? Los cuerpos, pensaron ellos, no están ya para esos trotes, y se unieron al grupo del "mejor, ni intentarlo". Y con razón, ya que se veían muy lejos de poder cumplir con los requisitos mínimos que el mensaje del aeróbic entrañaba.

Afortunadamente los investigadores, tardíos pero a veces ciertos, se percataron después de algunas décadas de que una gran mayoría de la población no se estaba beneficiando del ejercicio aeróbico y, lo que era más grave, tampoco de ningún otro tipo de actividad. Muchos comenzaron nuevos estudios con adultos y personas de edad avanzada con la intención de aclarar los efectos sobre la salud de otros tipos de actividades de intensidades más moderadas y al alcance de personas más mayores o sin previa experiencia con el entrenamiento deportivo o incluso el ejercicio recreativo. La consecuencia de todo esto ha sido un cambio manifiesto en la mentalidad y recomendación de los expertos y las autoridades sanitarias en relación con la actividad física, y una vuelta a las ideas clásicas de que lo importante es un estilo de vida activo, y no necesariamente una preparación deportiva. Así, durante los últimos años el centro de atención pasó del ejercicio a la actividad física, del atleta joven al ciudadano de cualquier edad y de la intensidad del ejercicio al tipo y duración de la actividad.

4.7. Un cambio de perspectiva

En el año 1995, un comité de expertos en ejercicio y salud, después de revisar los resultados de cientos de estudios realizados durante los años ochenta y noventa llegaron a la conclusión de que también se pueden conseguir mejoras en el sistema cardiocirculatorio e importantes beneficios para la salud en general con niveles de ejercicio mucho más moderados de los que en principio se habían pensado. Esto ha supuesto un enorme avance porque pone al alcance de cualquiera los beneficios de una vida activa. Como consecuencia, los expertos han manipulado ciertos parámetros de intensidad y frecuencia y han conseguido bajar el listón mínimo del ejercicio hasta un nivel más razonable para cualquiera, especialmente para aquellos que antes no se creían incluidos y para los que los mínimos establecidos podían parecer inalcanzables.

LA NUEVA RECOMENDACIÓN DEL EJERCICIO

TIPO: Cualquier tipo de actividad física moderada.
TIEMPO: 30 minutos continuos o repartidos durante el día.
FRECUENCIA: 5-7 veces a la semana.

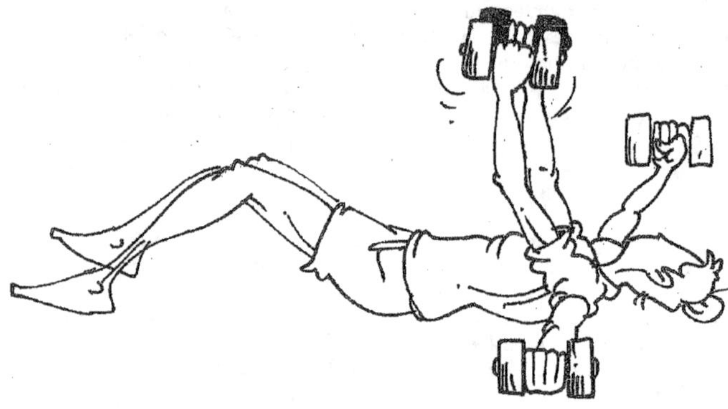

La nueva recomendación, que ha abierto las puertas de la esperanza a muchas personas de todas las edades pero sobre todo a los más mayores, es que todo adulto realice 30 minutos o más de actividad física moderada al menos 5 días a la semana, preferiblemente todos los días de la semana. ¿Cómo podemos interpretar entonces el alcance de esta nueva recomendación? En primer lugar hay que observar que ya no se habla de ejercicio, sino de actividad física. En segundo lugar, que se reduce la intensidad mínima requerida, que es ahora "moderada". Esto es tremendamente importante porque abre la puerta a ciertas actividades que, quizás por habituales, se habían dejado postergadas como forma de actividad moderada pero saludable, como el caminar. Como consecuencia de ello, el número de personas que se sienten animadas y capacitadas para realizar la actividad se multiplica. En cuanto al tiempo, se recomienda un mínimo de 30 minutos y se apunta que si no es posible realizarlos de forma continua se pueden completar en pequeñas sesiones repartidas a lo largo del día, por ejemplo, 10 minutos por la mañana, 10 minutos al mediodía y 10 minutos más al atardecer. Finalmente, el aumento en la frecuencia, que pasa de 3 a entre 5 y 7 días, pretende crear una idea de continuidad que no se tenía anteriormente, es decir, se intenta crear un hábito cotidiano que sea parte del propio estilo de vida sin necesidad de incluirlo artificialmente entre los quehaceres diarios como podría suceder con las clases de ejercicio, el entrenamiento deportivo, etc.

En resumen, los expertos reconocen que el ejercicio aeróbico y programado es bueno y recomendable, pero que la actividad física habitual puede también producir sustanciosos beneficios para la salud, ayudar a prevenir enfermedades y mejorar la calidad la calidad de vida de los más mayores al prevenir y aliviar los efectos negativos del paso del tiempo. La cuestión que debemos plantearnos es, por consiguiente, no tanto si debemos o no ponernos en movimiento, sino cuándo y cómo empezar.

4.8. Una epidemia de inactividad

Todo adulto debe acumular al menos 30 minutos de actividad física moderada cada día. Esta es la última idea que los especialistas están tratando de transmitir y con especial insistencia entre los adultos. Desgraciadamente, todas y cada una de las encuestas que se realizan en nuestro país muestran una epidemia de inactividad, sobre todo entre los más mayores. Según las más recientes estadísticas, casi la mitad de los españoles mayores de 65 años son completamente sedentarios, algo que sin lugar a dudas tiene mucho que ver en su situación de salud o, mejor dicho, ausencia de salud.

Mientras, más y más estudios siguen demostrándonos los beneficios del ejercicio en los que ya han pasado los cincuenta, y desde todos los puntos de vista posibles. Un reciente artículo en la prestigiosa revista médica New England Journal of Medicine ponía una vez más de manifiesto el tremendo beneficio del ejercicio y la actividad física entre los más mayores. El estudio en cuestión se centró esta vez en hombres de entre 45 y 84 años y comprobó que aquellos que practicaban algún ejercicio moderado, como natación, tenis o carrera continua, de forma habitual, tenían un 23-29% menor mortalidad que los sedentarios y una reducción de hasta un 41% en el riesgo de enfermedad arterial coronaria. En tiempo real, se comprobó que los participantes que comenzaron una rutina de ejercicio ganaron en general hasta 10 meses más de vida, incluso los que tenían entre 65 y 85 años ganaron hasta 6 meses de vida gracias al ejercicio. Aunque este tiempo no pueda en principio parecer gran cosa, sí representan una ganancia muy sustanciosa en este tipo de estudios tan controlados y complicados. Lo importante es en cualquier caso insistir en que el ejercicio moderado mejora las funciones orgánicas, aumenta la calidad de vida de los mayores y además prolonga la vida.

Otros estudios se han concentrado en el gasto energético como indicador de los efectos del ejercicio sobre el organismo, lo que viene a reafirmar lo que antes apuntábamos, que no hay necesariamente que correr y saltar para conseguir beneficios. El objetivo de estos estudios ha sido el de reducirlo todo a calorías consumidas en actividad física. La base teórica de esta idea proviene de ciertas investigaciones que demuestran que mientras se consiga un aumento del gasto energético, los riesgos de enfermedad crónica y muerte prematura disminuyen, independientemente del tipo e intensidad de la actividad realizada. Así, por ejemplo, caminar un par de kilómetros a un paso ligero supone un consumo energético adicional aproximado de unas 120 calorías. Una de las conclusiones del Harvard Alumni Study es que los varones que tienen un gasto energético por actividad física de 3.500 calorías o más a la semana, reducen sus riesgos de mortalidad a la mitad en comparación con los menos activos, los que gastan sólo 500 calorías o menos. El citado estudio terminó por recomendar a todos los adultos un gasto mínimo de 2.000 calorías semanales en la concepción más amplia de actividad física, ya sea jugando al tenis o corriendo, trabajando en el jardín o caminando.

> **EL HARVARD ALUMNI STUDY RECOMIENDA UN GASTO MÍNIMO DE 2.000 CALORÍAS SEMANALES EN ACTIVIDADES FÍSICAS**

4.9. El concepto de salud

Pero no dejemos que los tecnicismos nos aparten de la idea principal, la esencia de todas y cada una de las recomendaciones de los expertos durante la presente década. Lo importante para todos, no importa la edad, es escapar del sedentarismo y recordar que cualquier actividad es mejor que permanecer inactivo. El principal beneficio del ejercicio habitual es la mejora de la salud y hoy día estar sano significa mucho más de lo que la mayoría imagina.

DEFINICIÓN DE SALUD (OMS):

"COMPLETO ESTADO DE BIENESTAR FÍSICO, MENTAL Y SOCIAL, Y NO SIMPLEMENTE LA AUSENCIA DE ENFERMEDAD".

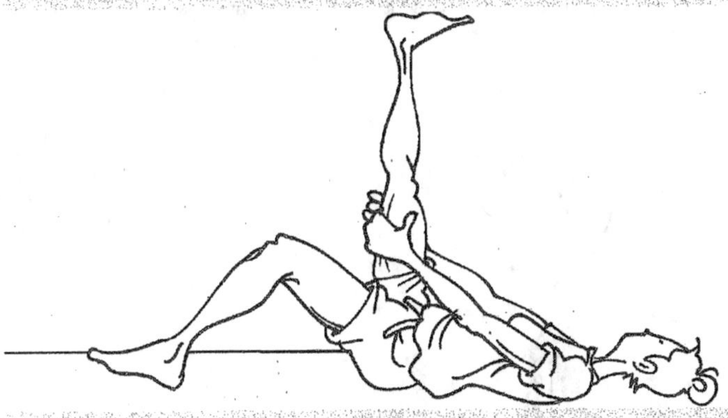

RECUERDE QUE:

Nunca es demasiado tarde para empezar una actividad física.

Los beneficios de una vida más activa se pueden conseguir a cualquier edad.

No hay que ser un atleta para beneficiarse de la actividad física.

El sufrir algún síntoma o padecer alguna enfermedad NO son motivo obligado para postergar la actividad física sino más bien, una poderosa razón para ponerse en movimiento.

Ya en los años cuarenta la Organización Mundial de la Salud definió salud como el completo estado de bienestar físico, mental y social, y no simplemente la ausencia de enfermedad. Después de más de cincuenta años muchos siguen todavía aferrados a la idea popular de que si no hay enfermedad hay salud, algo que se cae por su propio peso. La falta de independencia, el aislamiento familiar y social, la invalidez, la confusión mental, la tristeza, la ansiedad, la falta de iniciativa... ¿son estos síntomas de salud? Evidentemente la respuesta es no, y eso lo saben bien muchas de las personas mayores que incluso en ausencia de enfermedad no encuentran motivación por la vida o se ven incapacitadas para sobrellevarla.

El más inmediato beneficio del ejercicio es una mayor sensación de bienestar, luego vienen todos los que hemos estado mencionando relacionados con la salud, en su más amplia concepción. Importante para los más mayores es recordar que el ejercicio puede ayudarles a continuar realizando ciertas actividades básicas, como conducir, hacer la compra, jugar con los nietos, seguir viviendo independientemente y poder mantener un papel activo en sus propias vidas y las de sus familias.

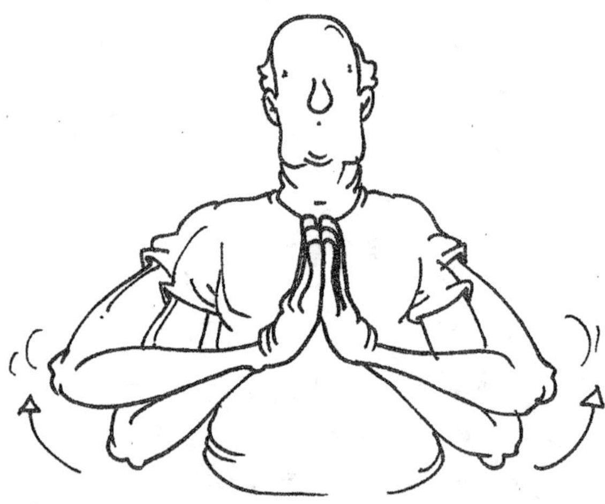

LO QUE EL EJERCICIO PUEDE HACER POR USTED

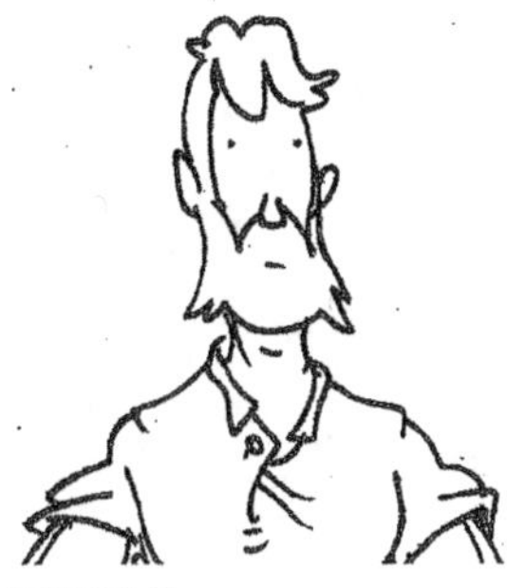

EN DOS SEMANAS PUEDE HACERLE:

☞ Sentirse mejor.

☞ Mejorar su apetito.

☞ Dormir mejor.

☞ Quemar más calorías.

EN DOS MESES PUEDE HACERLE:

☞ Parecer más esbelto.

☞ Sentirse con más energía.

☞ Controlar sus estados de ansiedad más fácilmente.

☞ Aumentar sus ganas de vivir.

☞ Mejorar su sistema cardiocirculatorio.

☞ Mejorar su función respiratoria.

☞ Acelerar su metabolismo.

EN 6 MESES PUEDE HACERLE:

☞ Mejorar sus niveles de colesterol en sangre.

☞ Fortalecer sus huesos y músculos.

☞ Reducir sus riesgos de enfermedad del corazón.

☞ Biológicamente más joven que sus amigos sedentarios.

(Adaptado del *Stanford Heart Disease Prevention Program*)

PARTE II

EJERCICIOS Y CONDICIÓN FÍSICA

El a,b y c de la buena forma

1

UN REPASO BÁSICO A LO

UN REPASO BÁSICO A LO

La edad, en sí, no es un indicador adecuado para decidir qué actividad es la mejor para una persona, ni a qué nivel. Cada individuo es diferente y tiene distintas preferencias y capacidades físicas. Es por ello que no pretendemos descifrar aquí la fórmula mágica del ejercicio para todos, algo que definitivamente no creemos que exista. Queremos por el contrario proporcionar en los próximos capítulos los recursos para que cada lector sea capaz de elegir la actividad que mejor le parezca según sus preferencias, y elaborar su propio programa de acuerdo a sus necesidades. Para ello vamos a empezar por definir algunos conceptos que creemos necesario diferenciar antes de entrar en actividades concretas y discutir también algunas ideas generales.

1.1. Actividad física, ejercicio y condición física

Actividad física se define como todo movimiento corporal provocado por una contracción muscular y que ocasiona un gasto de energía. Ejercicio, por el contrario, se define como toda actividad planeada, estructurada y repetitiva que se realiza con la intención de mejorar la condición física. Es decir, por actividad física se entiende todo lo que no sea estar parado e inmóvil, mientras que ejercicio es no sólo el estar en movimiento, sino estarlo de una forma determinada. Finalmente, es necesario aclarar qué se entiende por condición física, el tercer concepto en discordia y que tradicionalmente se ha considerado como la clave de la categoría deportiva y atlética de un individuo. Condición física es la capacidad para realizar un trabajo físico continuo. Una buena condición física implica una buena capacidad cardiorespiratoria y músculo-esquelética, fuerza, resistencia, velocidad, flexibilidad, agilidad, equilibrio, reflejos y composición corporal. Para conseguir todo esto, por supuesto, hay que seguir una rutina de ejercicio o entrenamiento deportivo más o menos programada.

El nivel de ejercicio necesario para mejorar la condición física y la capacidad aeróbica se ha estimado en lo equivalente a 3-4 horas de ejercicio aeróbico continuo a la semana. No obstante nuestro objetivo debería enfocarse en la salud y no exclusivamente en la mejora de la condición física, y como ya hemos señalado varias veces buena salud no requiere necesariamente alto nivel de forma física. La reducción de ciertos factores de riesgo que favorecen la enfermedad, la invalidez, la dependencia física, la pérdida de la calidad de vida y la muerte prematura se puede conseguir con niveles de ejercicio mucho menores. Se ha calculado que 10-12 kilómetros semanales, lo que una persona normal camina 2-3 horas, tiene un efecto positivo sobre la mayoría de los factores de riesgo externos que hoy sabemos afectan el desarrollo de las enfermedades crónico-degenerativas.

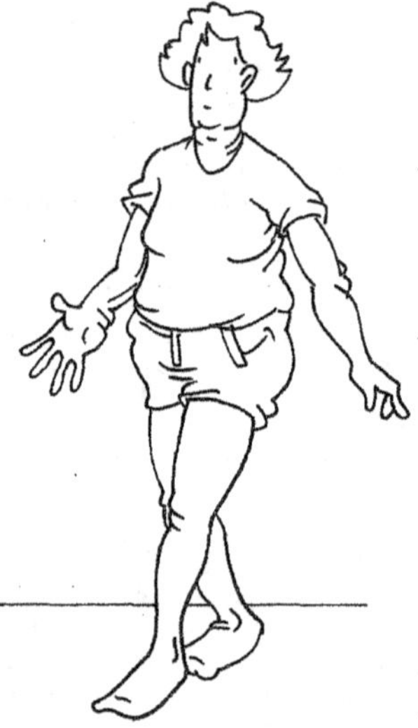

Según estos principios, tanto el ejercicio como la actividad física se consideran hoy con una perspectiva más amplia. Así, los distintos tipos de actividad física se definen en muchos casos en relación con la situación en la que ocurren, por ejemplo, actividad física relacionada con la ocupación, el trabajo, en el hogar o el tiempo libre, etc. El ejercicio por su parte es hoy para muchos parte de su ocio o actividades recreativas, como la natación, el ciclismo, el tenis, la montaña, etc. Con esta perspectiva amplia, aunque se sigue distinguiendo entre actividad física y ejercicio, las opciones de llevar una vida activa se multiplican y acciones cotidianas como las labores del hogar, el medio de transporte o la actividad ocupacional se reconocen como formas de actividad física beneficiosas ya que conllevan un movimiento corporal que provoca un gasto de energía.

EJEMPLOS DE EJERCICIOS AERÓBICOS

NATACIÓN
CICLISMO
CARRERA CONTINUA
TENIS
ESQUÍ
AEROBIC
CAMINAR (a más de 5 km/h)

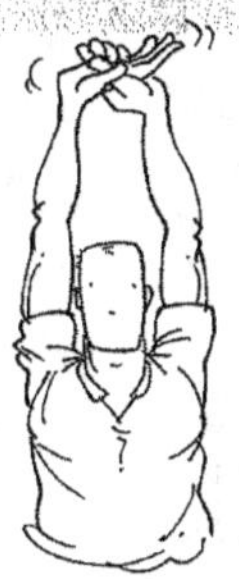

EJEMPLOS DE ACTIVIDADES FÍSICAS

PASEAR
COCINAR
LAVAR ROPA
BARRER
HACER LA COMPRA
LAVAR EL COCHE
PINTAR (brocha gorda)

Todo ello sin olvidar que el entrenamiento y el deporte son formas de ejercicio que no sólo producen un gasto de energía, sino que cuando se realizan de forma programada suelen producir una mejora de la condición física. En resumen, la actividad física se coloca en un lugar mucho más accesible que en el pasado, sobre todo como vehículo para mejorar la salud, prevenir los efectos negativos del paso del tiempo y mejorar la calidad de vida de los más mayores.

1.2. Los elementos de la condición física

Aunque el objetivo como decimos no debe ser exclusivamente la mejora de la condición física, sí necesitamos entender cuáles son sus elementos fundamentales, ya que cada uno de ellos por separado aporta algo positivo para la salud y la prevención de la enfermedad y en conjunto mejoran la forma física, lo que a su vez también repercute en el estado de salud.

Los cuatro elementos fundamentales de la condición física son: 1) resistencia cardiovascular, 2) resistencia muscular, 3) fuerza muscular y 4) flexibilidad.

ELEMENTOS FUNDAMENTALES DE LA CONDICIÓN FÍSICA:

RESISTENCIA CARDIOVASCULAR   FLEXIBILIDAD
RESISTENCIA MUSCULAR   FUERZA MUSCULAR

Cada uno de ellos se puede mejorar mediante el ejercicio habitual. No hay que confundir la condición física con la capacidad atlética o deportiva. Por ejemplo, el lanzador de peso posee una enorme fuerza muscular, aunque posiblemente su resistencia cardiovascular no sea comparable a la de un corredor de fondo, que a su vez tiene menos flexibilidad que un gimnasta. Estar en buena forma significa un buen desarrollo de todos los elementos de la condición física, aunque la resistencia cardiovascular es posiblemente el más vital, sobre todo para los más mayores.

Otro factor que se incluye con frecuencia como elemento importante de la condición física es la composición corporal, ya que condiciona en mucho el estado de forma de una persona. La composición corporal se refiere a la proporción y distribución de los distintos contribuyentes al peso total del cuerpo, como músculo, grasa, hueso, agua, etcétera.

1.3. Resistencia cardiovascular

Resistencia cardiovascular, también conocida como capacidad aeróbica, consumo máximo de oxígeno o capacidad funcional, es la capacidad fisiológica del organismo de transportar oxígeno a las células y de éstas de utilizarlo de forma eficiente. En este proceso intervienen directamente, además de la propia célula, el corazón, los pulmones y los vasos sanguíneos. Puesto que la capacidad de realizar un ejercicio de forma continua depende de la eficiencia del sistema cardíaco y circulatorio en proporcionar oxígeno a los músculos implicados en esa actividad, la resistencia cardiovascular es el elemento más básico de la condición física. Desde el momento en que uno se pone en movimiento el organismo se ve en la necesidad de suplir la creciente demanda de energía que implica cualquier actividad física. Es aquí donde el corazón despliega toda su capacidad, algo que sobrepasa en mucho a lo que popularmente se cree ya que no es un órgano tan frágil y sensible como popularmente se piensa.

El corazón se contrae por lo general entre 60 y 80 veces por minuto, es decir unas 100.000 veces al día, para bombear unos 300 litros de sangre por hora a lo largo de los 100.000 kilómetros de vasos que recorren todos los rincones del cuerpo humano. Además, los vasos sanguíneos y el corazón están regulados por un sofisticado sistema de control que los conectan entre sí y con el resto del organismo para adaptarlos a las necesidades de cada momento. Como se aprecia, el sistema cardiovascular posee unas cualidades excepcionales y está genéticamente preparado para cubrir los requerimientos de la vida diaria durante muchos, muchos años. Y esto es lo que sucede en condiciones normales, cuando mantenemos sus cavidades contráctiles y sus vasos limpios y elásticos.

Pero volviendo a la capacidad cardiovascular, la máxima cantidad de oxígeno que una persona es capaz de proporcionar a su organismo es llamada capacidad aeróbica o consumo máximo de oxígeno, y cuanto mayor es esa capacidad mayor es el tiempo que los músculos pueden trabajar sin fatigarse y mayor el tiempo durante el que se puede mantener un ejercicio. La capacidad aeróbica depende de ciertos factores genéticos, de la edad, del sexo y otros, pero también puede ser desarrollada mediante el entrenamiento y el ejercicio. Las personas que llevan una vida físicamente activa tienen, independientemente de su edad, mayor capacidad para transportar y utilizar el oxígeno que las que son sedentarias.

LOS BENEFICIOS DEL EJERCICIO AERÓBICO HABITUAL

Sobre el sistema cardiovascular:

- Aumenta la capacidad de funcionamiento del corazón.
- Aumenta la capacidad de las células para utilizar el oxígeno.
- Mejora la función respiratoria.
- Disminuye la frecuencia cardíaca de reposo y durante el esfuerzo (lo que ayuda a conservar la integridad del corazón y los vasos sanguíneos).
- Ayuda a regular la presión arterial y a mantenerla dentro de los límites recomendables.
- Ayuda a regular la temperatura corporal.

Sobre el metabolismo:

- Mejora la regulación de la glucosa en sangre (lo que previene la diabetes y ayuda a su control).
- Aumenta los niveles de colesterol bueno (HDL) en sangre.
- Ayuda a regular los niveles de grasas en sangre (lo que disminuye los riesgos de enfermedades cardiovasculares).
- Favorece la pérdida de grasa corporal (lo que ayuda a mantener un peso adecuado).
- Aumenta el gasto energético del organismo (lo que contribuye al control y mantenimiento del peso corporal).

Sobre el sistema músculo-esquelético:

- Mejora la resistencia muscular.
- Mejora la composición corporal (disminuyendo la proporción de grasa y aumentando la masa muscular).
- Tiene un efecto positivo sobre tendones y ligamentos (lo que previene accidentes, problemas articulares y lesiones).
- Ayuda a conservar y aumentar la densidad e integridad de los huesos.

Sobre la salud mental:

- Aumenta la confianza, autoestima e imagen que se tiene de uno mismo.
- Ayuda a prevenir y combatir el estrés y la depresión.
- Mejora el sueño.
- Aumenta la sensación de bienestar y seguridad.

1.4. Los beneficios del entrenamiento cardiovascular

La capacidad cardiovascular se puede desarrollar, como decimos, mediante la realización habitual de ejercicios aeróbicos, algo que se explicará con mayor detenimiento más adelante. Lo importante ahora es recordar que el desarrollo de la capacidad aeróbica conlleva una serie de cambios fisiológicos muy positivos para la salud de cualquier persona, pero sobre todo para los más mayores.

El ejercicio aeróbico practicado de forma habitual ayuda a mantener la presión arterial a niveles normales, reduce el riesgo de enfermedad cardiovascular, ayuda a controlar el peso corporal, previene la descalcificación de los huesos, nivela los lípidos - grasas y colesterol - en sangre y ayuda a prevenir la diabetes. Otros estudios han explorado los beneficios psicológicos de este tipo de ejercicio y llegado a la conclusión de que un programa de ejercicio aeróbico puede aumentar la autoestima, disminuir la ansiedad y aliviar la depresión. Lo más importante es que la edad o el sexo no parecen ser un obstáculo a la hora de conseguir estos beneficios. En un estudio realizado con hombres y mujeres de alrededor de 60 años en la Escuela de Medicina de la Universidad de Washington en St. Louis, se comprobó que después de 12 meses de ejercicio aeróbico la función cardiovascular de los participantes mejoró en un 25-30%. Otro estudio con mujeres mayores de 50 años realizado en la Universidad de West Virginia vio cómo la capacidad cardiovascular y la fuerza muscular de las participantes mejoró después de seguir durante 6 meses un programa de caminar o bailar.

1.5. Fuerza y resistencia muscular

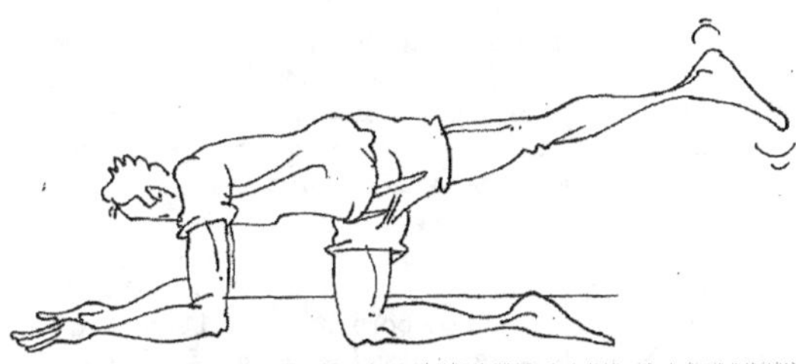

FUERZA MUSCULAR:
La capacidad de aplicar fuerza en un esfuerzo único y breve.

RESISTENCIA MUSCULAR:
La capacidad de repetir un movimiento de fuerza de forma continua.

Fuerza y resistencia muscular son dos cosas distintas, aunque en ciertas activi-
dades se desarrollan paralelamente. Cuando hablamos de fuerza muscular nos refe-
rimos a la capacidad de aplicar fuerza mediante contracción muscular, es decir, la
fuerza que produce un músculo en un único o breve esfuerzo, como al levantar una
pesa, contraer una mano o lanzar un objeto. Esa fuerza es proporcional al tamaño
del músculo, así las personas que poseen una gran masa muscular tienen la capaci-
dad potencial de generar más fuerza. La resistencia muscular es por el contrario la
capacidad de un grupo muscular de contraerse repetidamente, como al realizar
continuas flexiones de brazos.

Aunque distintas como decimos, la fuerza y la resistencia muscular están muy
relacionadas. Un jugador de fútbol, por ejemplo, necesita resistencia muscular en
sus piernas para recorrerse el campo de arriba abajo decenas de veces durante un
partido, y fuerza para marcar gol mediante un golpe seco al balón. Es por ello que
ambas se desarrollan de forma diferente. El aumento de la fuerza se puede conse-
guir más rápidamente haciendo que el músculo venza cargas máximas o casi máxi-
mas, como levantando varias veces un objeto muy pesado. El desarrollo de la resis-
tencia se consigue mejor con cargas más ligeras y realizando un mayor número de
repeticiones.

1.6. Los beneficios del entrenamiento muscular

La fuerza y resistencia muscular de una persona dependen de factores de tipo
genético, como la edad, el sexo, etc., pero también pueden desarrollarse con un
entrenamiento programado como el que se especificará más adelante. Lo impor-
tante es recordar que nunca es tarde para trabajar el músculo y que hoy se sabe que
el ejercicio muscular puede ser muy beneficioso para los más mayores.

El furor del aeróbic postergó en cierto modo al ejercicio de fuerza dejándolo
como una actividad poco apreciada entre cierta elite deportiva, incluso llegó a verse
de forma más bien despectiva entre determinados círculos sociales.
Afortunadamente gracias a recientes investigaciones el entrenamiento muscular se
está volviendo hoy a valorar como se merece, como un elemento clave de la condi-
ción física y como un componente indispensable en cualquier programa de activi-
dad física para adultos y mayores.

Como ya adelantamos, la gran diferencia entre un joven y una persona mayor no es el color del pelo o la suavidad de la piel, ni incluso la función respiratoria. La mayor diferencia es la fuerza muscular, la capacidad de los músculos para generar la energía necesaria para levantar un peso. Todos sabemos cómo se dificultan con el paso de los años las actividades que implican la utilización de fuerza, como aflojar un tornillo, tirar del carro de la compra o tomar en brazos a la nieta. Esa pérdida puede llegar a ser muy importante de forma que muchos mayores se ven con un 30-40% menos de fuerza muscular de la tenían a los 20 años. Aunque parte de la pérdida de fuerza muscular es inevitable, es bien sabido que la falta de utilización conduce a la atrofia y acentúa la pérdida de masa muscular, y que las personas que mantienen un buen nivel de actividad conservan mejor su fuerza. Además, el entrenamiento de fuerza tiene también un efecto positivo sobre la densidad ósea, ayudando a prevenir la degeneración de los huesos y las lesiones y fracturas.

La evidencia de los beneficios del entrenamiento de fuerza y resistencia muscular para los mayores de ambos sexos es en la actualidad aplastante. En este tema la mayoría de las investigaciones se han concentrado en mujeres ya que en ellas la pérdida muscular es más pronunciada y limitativa. Para empezar las mujeres tienen una menor masa muscular en la parte superior del cuerpo debido a razones hormonales y a que suelen tener un cuerpo más pequeño, pero también a la falta de desarrollo por el tipo de actividades que realizan durante su vida. Se ha comprobado que las mujeres que siguen un programa de entrenamiento desarrollan su musculatura al mismo ritmo que los hombres, aunque con menos masa total. Igualmente, hay que recordar que una rutina moderada de fuerza no producirá un crecimiento evidente de los músculos, algo a lo que se resisten la mayoría de las mujeres, sino que tonificará las partes blandas del cuerpo, fortalecerá las estructuras articulares, mejorará la postura, prevendrá las caídas y fracturas y facilitará una mayor calidad de vida.

Cientos de investigaciones han venido a confirmar durante los últimos años que los beneficios del entrenamiento de fuerza no son exclusivos de los más jóvenes y que nunca es tarde para empezar. En un estudio de la Universidad de Ohio, un grupo de féminas de entre 50 y 55 años que siguieron un programa de levantamiento de pesas 3 veces por semana durante 9 meses mejoraron su masa ósea vertebral, algo tremendamente importante, ya que esta zona se ve particularmente afectada en las mujeres después de la menopausia. En otro famoso estudio de la Universidad de Stanford con mujeres de alrededor de 60 años, se comprobó también cómo las participantes mejoraron significativamente su fuerza muscular después de algunas semanas de entrenamiento de fuerza. Un grupo de científicos de la Universidad de Tufts quiso llegar incluso más lejos e invitó a unas pocas mujeres de 90 años a participar en un programa de levantamiento de pesas. Comenzaron con cargas suaves, simplemente levantando ocho veces y en posición sentada un peso de alrededor del 50% de su fuerza máxima 3 días a la semana. La carga fue luego progresivamente aumentándose hasta alcanzar el 80%, al mismo tiempo que se incrementaba la frecuencia y las repeticiones, todo ello bajo intenso control médico. Las nonagenarias no sólo desarrollaron masa muscular, sino que se encontraron mucho más móviles y autosuficientes al final del programa.

El entrenamiento de fuerza puede aportar también otros considerables beneficios para los más mayores. Uno de ellos es la mejora de la receptividad a la insulina. Con la edad, la capacidad de las células para responder a la insulina y absorber energía disminuye, algo que se ha visto puede mitigarse manteniendo una adecuada fuerza muscular. Otro efecto positivo que necesitamos volver a recordar es la reducción del riesgo de fracturas. El 40% de las personas mayores de 65 años se caen al menos una vez cada año, con el peligro de lesiones que ello conlleva. La debilidad muscular favorece las caídas y las fracturas de una forma directa, e indirectamente favoreciendo la descalcificación ósea.

Como veremos más adelante, establecer una rutina de entrenamiento muscular no es nada complicado ni requiere un material sofisticado, así que deberíamos considerarlo siempre a la hora de diseñar nuestro propio programa de ejercicio.

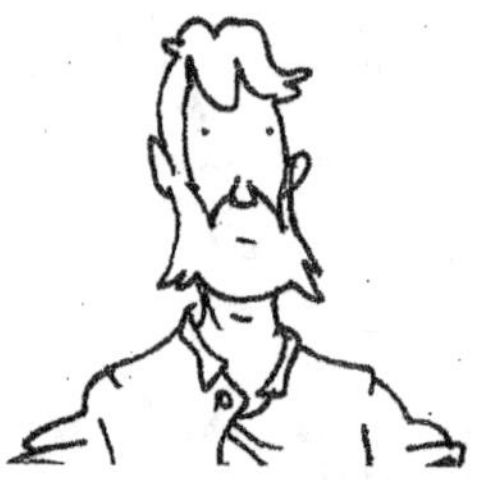

BENEFICIOS DEL ENTRENAMIENTO DE FUERZA

- ✪ Previene la atrofia muscular.
- ✪ Ayuda a conservar la fuerza muscular.
- ✪ Mejora la postura y el equilibrio.
- ✪ Previene las fracturas, caídas y lesiones.
- ✪ Facilita una vida activa y productiva.
- ✪ Previene la diabetes y ayuda a su control.
- ✪ Mejora la calidad de vida.

1.7. Flexibilidad

Flexibilidad es la capacidad de las articulaciones para moverse en todo su rango de recorrido. Esta capacidad es diferente y particular en cada persona y cada miembro y no se puede por tanto medir o desarrollar de forma general enfocándose en una sola articulación. En otras palabras, un buen programa de flexibilidad debe incluir todos y cada uno de los grupos músculoarticulares, no sólo el que se usa más. Una buena flexibilidad ayuda a prevenir lesiones musculares y tendinosas, mejora la movilidad y puede aliviar y prevenir dolores de origen mecánico (originados por la forma en que nos movemos o desplazamos), postural (por cómo nos sentamos o distribuimos nuestro peso mientras estamos tumbados) o causados por contracciones musculares involuntarias. Desgraciadamente, la flexibilidad disminuye con la edad, pero no porquè sea una consecuencia inevitable del paso del tiempo, sino como resultado de la progresiva inactividad física con que solemos celebrar cada uno de nuestros cumpleaños.

1.8. Los beneficios del estiramiento

Un cuerpo flexible y ágil no sólo nos hace sentir mejor, sino que nos facilita el uso de los músculos y articulaciones en toda su capacidad de movimiento, lo que es mucho más necesario de lo que en principio se podría pensar, sobre todo para los más mayores.

Una buena flexibilidad muscular proporciona la agilidad necesaria para poder moverse con mayor velocidad y facilita la elasticidad reduciendo el riesgo de lesiones musculares, tendinosas y ligamentosas, lo que es tremendamente atractivo para muchos atletas y deportistas. Pero de igual modo las personas sedentarias necesitan más que nadie aliviarse de la tensión y rigidez que produce la falta de actividad, lo que es también muy importante para las personas mayores.

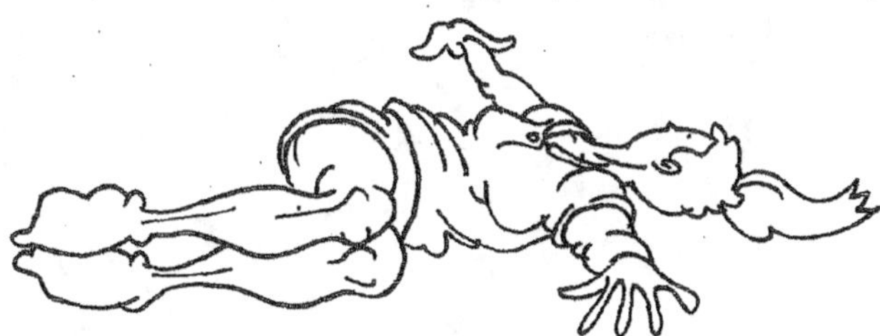

Se ha podido demostrar una vez más que nunca es tarde para mejorar la flexibilidad y que cualquiera, independientemente de la edad, puede beneficiarse de una adecuada rutina de estiramiento. En un estudio que comparó la rigidez articular de un grupo de jóvenes de entre 15 y 19 años y otro de mayores de entre 63 y 88 años, se pudo comprobar que los participantes de ambos grupos pudieron recuperar el mismo grado de flexibilidad articular después de un programa de estiramiento. Más adelante nos detendremos en los distintos tipos de estiramiento y cuál es más aconsejable.

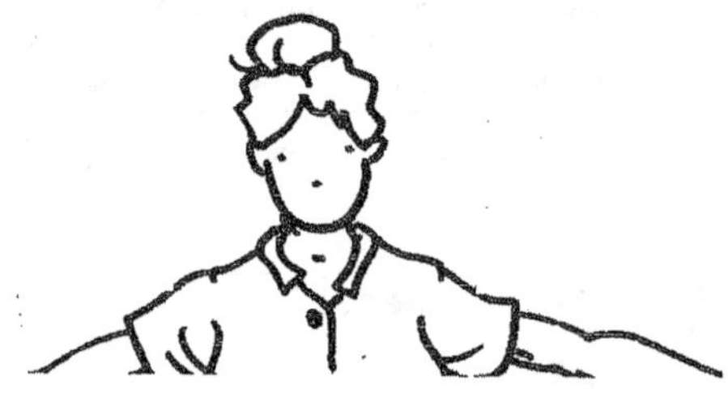

BENEFICIOS DEL ESTIRAMIENTO

- Previene y alivia los problemas músculo-esqueléticos.
- Mejora la coordinación y la postura.
- Aumenta la movilidad.
- Reduce la tensión muscular y favorece la relajación.
- Previene las lesiones y las caídas.
- Mejora la circulación de la sangre.
- Facilita los quehaceres cotidianos.
- Ayuda a llevar una vida independiente.
- Mejora la calidad de vida.

2

LOS SECRETOS DEL EJERCICIO FÍSICO

LOS SECRETOS DEL EJERCICIO FÍSICO

En teoría, cualquier tipo de actividad física que utiliza el oxígeno como fuente de energía se puede llamar ejercicio aeróbico, lo que técnicamente sucede después de uno o dos minutos de actividad ininterrumpida. Esto que parece tan simple significa en la práctica mucho más, ya que la cantidad de oxígeno requerida por los músculos implicados en el ejercicio aeróbico es considerablemente mayor que la que utilizan mientras están en reposo. Ello quiere decir que el sistema cardiovascular, encargado de suplir la creciente demanda de oxígeno que supone la actividad, tiene que adaptarse a esa situación y ser capaz de trabajar más eficientemente. El resultado del ejercicio aeróbico habitual es por tanto una mejora del funcionamiento del corazón, encargado de bombear la sangre y de los vasos por los que ha de circular. Los músculos tienen igualmente que adaptarse y ser capaces de utilizar más eficientemente esa mayor cantidad de oxígeno que les llega. Todo esto junto constituye lo que se conoce como el "efecto del entrenamiento aeróbico".

Con el ejercicio aeróbico habitual se consigue como vemos la mejora de dos de los cuatro elementos fundamentales de la condición física, la resistencia cardiovascular y la resistencia muscular. El corazón se fortalece y se adapta a trabajar más relajadamente y con menos desgaste tanto durante la actividad como durante el reposo, y a recuperarse más rápido de cualquier esfuerzo. La flexibilidad de los vasos y su capacidad para hacer circular la sangre experimentan también cambios positivos como consecuencia del ejercicio aeróbico habitual. La mejora de estas funciones básicas conlleva, en definitiva, una disminución de los riesgos de enfermedad cardiovascular. Algo parecido sucede con el sistema músculo-esquelético, la actividad aeróbica hace aumentar la eficacia de los sistemas de captación y utilización de oxígeno por parte de los músculos, lo que mejora su resistencia al trabajo prolongado.

Por otra parte el continuo movimiento de los miembros implicados en el ejercicio aeróbico fortalece las estructuras óseas y articulares, lo que disminuye el riesgo de enfermedades como la osteoporosis, previene del peligro de caídas y facilita, en definitiva, la independencia y la mayor calidad de vida. La lista de los efectos positivos de este tipo de ejercicio digamos que es interminable, tanto desde el punto de vista preventivo como terapéutico. Las personas que realizan actividades aeróbicas de forma habitual disminuyen sus riesgos de diabetes e hipertensión, pueden regular sus niveles de colesterol e insulina, controlar su peso corporal, mejorar su salud mental y física. No hay duda hoy de que el ejercicio aeróbico es recomendable para todos, independientemente de la edad, el sexo y la condición física.

2.1. Un plan a la medida

Como ya apuntamos en capítulos anteriores, las más recientes recomendaciones de los expertos nos han dejado mayor flexibilidad para considerar distintos niveles de intensidad y tipos de ejercicio aeróbico. Ya no tenemos que aconsejar programas intensos y específicos para los que la mayoría no está ni mental ni físicamente preparada, sino que siguiendo ciertos principios básicos se puede ahora ofrecer más variedad y personalizar al gusto de cada uno las actividades que pueden ayudar a mejorar la salud y las capacidades físicas.

LOS PRINCIPIOS DEL EJERCICIO AERÓBICO

Frecuencia: De 3 a 5 veces por semana.
Intensidad: Entre el 60% y el 80% de la Frecuencia Cardíaca Máxima (FCM).
Tiempo: Entre 15 y 60 minutos por sesión.
Tipo: Cualquier actividad continua en la que se movilice un grupo muscular importante (como brazos o piernas).

Hay que entender al mismo tiempo que encontrar el plan que se adapte a las necesidades personales no ha de ser una lotería. Como decimos, hay ciertas pautas generales que debemos tener siempre en cuenta a la hora de considerar las actividades aeróbicas. El Colegio Americano de Medicina del Deporte recomienda que todo ejercicio aeróbico se base en específicos principios de frecuencia, intensidad, tiempo y tipo de actividad.

Parece bastante claro que de 3 a 5 veces por semana es la frecuencia con la que se ha de realizar la actividad aeróbica para conseguir mejorar la función cardiovascular. No obstante, los expertos apuntan también que las personas sedentarias que no han realizado actividad física con anterioridad podrían obtener beneficios cardiovasculares con 2 ó 3 días semanales de actividad aeróbica. Igualmente, según expertos de la Universidad de Stanford, más de 5 sesiones a la semana de ejercicio aeróbico puede no repercutir en un mayor beneficio cardiovascular y sí en un aumento del riesgo de lesiones músculo-esqueléticas. En cualquier caso, algo que los expertos no paran de repetir es que lo importante es la continuidad. Los beneficios del ejercicio aeróbico tardan algunos meses en notarse, pero igualmente empiezan a desaparecer en el momento en que se interrumpe su práctica habitual.

La intensidad ideal del ejercicio aeróbico debe oscilar entre el 60% y el 80% de la Frecuencia Cardíaca Máxima (FCM). La forma de calcular la FCM es bien sencilla y se explicará más adelante. Con relación a la intensidad, los expertos señalan igualmente que las personas sedentarias pueden y deben comenzar con los niveles más bajos antes de alcanzar ese mínimo del 60% de la FCM, y que la mayoría de las personas mayores se encuentran más cómodas trabajando a un máximo del 80%.

En cuanto al tiempo de duración y tipo de actividad, se ha calculado que 15-20 minutos es el tiempo mínimo que se necesita mantener la actividad aeróbica para activar y acelerar el sistema cardiovascular. Finalmente, se considera válida cualquier actividad en la que se movilice un grupo muscular importante. Aquí se incluyen dos de las ideas claves del ejercicio aeróbico. Primero, que el ejercicio debe realizarse ininterrumpidamente durante un mínimo de tiempo. Segundo, que ese movimiento continuo implique la participación de grandes grupos musculares, como las piernas o los brazos.

2.2. La intensidad

De entre los cuatro requisitos del ejercicio aeróbico es el relacionado con la intensidad el que puede resultar en principio más complicado de seguir, aunque como veremos, trabajar al nivel adecuado está al alcance de cualquiera. Hay varias formas de estimar el nivel de intensidad de una actividad física, las que explicamos aquí aunque son las más sencillas han sido de una u otra forma aceptadas como válidas en el ámbito científico.

El nivel ideal de entrenamiento del ejercicio aeróbico, o Frecuencia Cardíaca de Entrenamiento (FCE), debe oscilar entre el 60% y el 80% de la Frecuencia Cardíaca Máxima (FCM) o ritmo máximo de latido del corazón. Esto depende de la edad, ya que como es lógico, el límite máximo al que puede acelerarse el pulso de una persona mayor sin ponerla en peligro de alguna alteración importante es diferente al de un joven. El primer paso para calcular el nivel ideal de ejercicio aeróbico de cada persona es, por tanto, establecer la FCM, y la forma más sencilla de calcularlo es restando la edad a 220. Una vez que se conoce la FCM se podrá calcular la FCE multiplicando ese resultado por 0,6 si se quiere trabajar a una intensidad del 60%, por 0,7 para una intensidad del 70%, etc. Por ejemplo, si su edad es 65 años su FCM es 155 latidos por minuto (o el resultado de la siguiente resta: 220 - 65 = 155) y su FCE es entre 93 y 124 (o el resultado de las siguientes multiplicaciones 155 x 0,6 = 93 y 155 x 0,8 = 124). Es decir, que trabajando a una frecuencia del pulso de entre 93 y 124 latidos por minuto una persona de 65 años conseguirá mayores beneficios aeróbicos con su actividad física.

CALCULE SU NIVEL IDEAL DE EJERCICIO AERÓBICO

1°.- Calcule su FCM (Frecuencia Cardíaca Máxima) mediante la siguiente fórmula:

220 – edad = ______ latidos por minuto (A)

2°.- Multiplique el resultado de la operación anterior (A), primero por 0,6 y luego por 0,8:

A:______ x 0,6 = ________ (B) latidos por minuto

A :______ x 0,8 = ________ (C) latidos por minuto

Cuando realice una actividad aeróbica obtendrá todos sus beneficios si su pulso oscila entre las cifras B y C.

Si prefiere evitarse todos estos cálculos,
consulte simplemente la siguiente tabla:

FCM Y FCE SEGÚN LA EDAD:			
EDAD	FRECUENCIA CARDÍACA MÁXIMA (latidos por min.)	FRECUENCIA CARDÍACA DE ENTRENAMIENTO (latidos por min.)	
		60%	80%
20	200	120	160
25	195	117	156
30	190	114	152
35	185	111	148
40	180	108	144
45	175	105	140
50	170	102	136
55	165	99	132
60	160	96	128
65	155	93	124
70	150	90	120
75	145	87	116
80	140	84	112
85	135	81	108
90	130	78	104
95	125	75	100

2.3. El control del esfuerzo

Ahora que sabemos cómo calcular la intensidad de nuestra actividad y cuál es el nivel adecuado para nuestra edad, necesitamos saber cómo controlarlo. Vigilar el nivel de intensidad de cualquier ejercicio físico es una buena idea para todos. Para los que empiezan, porque podrán percatarse de cuánta actividad necesitan para llegar a esa zona recomendada; para los ya veteranos en esas lides, porque podrán seguir la evolución de su progreso. En ambos casos la meta es ajustar la intensidad de la actividad a las necesidades particulares de cada uno.

Las técnicas más sencillas de autocontrol de la intensidad del ejercicio son: 1) la medida directa del pulso o ritmo del corazón, 2) la Escala de Borg o percepción personal del nivel de esfuerzo y 3) la prueba de la articulación de la palabra.

1) **Medida del pulso**. Al medir el pulso no hacemos otra cosa que medir la frecuencia cardíaca, es decir, la velocidad de contracción del corazón. Como es sabido, la actividad física acelera el ritmo del corazón y a mayor intensidad de ejercicio, a mayor velocidad late el corazón. Medir el pulso durante una actividad es por tanto una forma de medir el nivel de intensidad de esa actividad.

El pulso se puede medir de forma sencilla en el cuello o en la muñeca, según se explica en la figura. Una vez que se encuentre el pulso, ya sea en la muñeca o en el cuello, practique contando los latidos que siente en un minuto, para lo que necesitará tener enfrente un reloj y posiblemente intentarlo varias veces. Recuerde que el objetivo final de la medida del pulso es saber si está trabajando dentro de su nivel ideal de intensidad y que luego tendrá que medirse el pulso mientras está en movimiento, así que la práctica en parado no le vendrá nada mal.

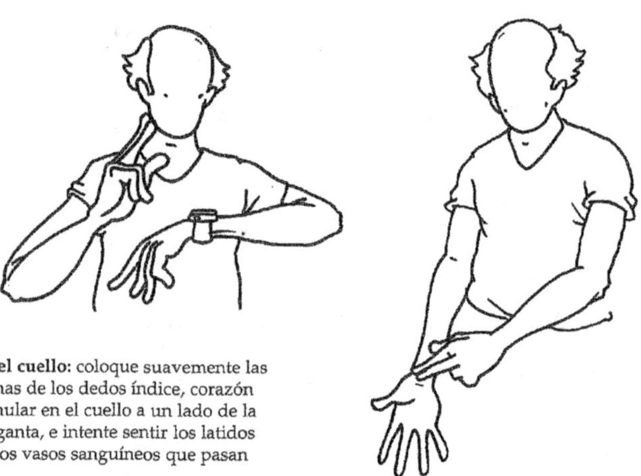

En el cuello: coloque suavemente las yemas de los dedos índice, corazón y anular en el cuello a un lado de la garganta, e intente sentir los latidos de los vasos sanguíneos que pasan por esa zona.

En la muñeca: con la palma de la mano derecha hacia arriba, coloque suavemente las yemas de los dedos índice y corazón de la mano izquierda en el borde externo de la muñeca derecha, de forma que pueda al mismo tiempo observar su reloj de pulsera (las personas zurdas podrán seguir estas mismas instrucciones pero con las manos contrarias). Sin apretar, intente sentir los latidos del pulso por su muñeca.

Sea cual sea la actividad que realice, es conveniente que se mida el pulso varias veces, una a mitad de la actividad y otra al final inmediatamente después de terminar, y en lugar de estar un minuto entero contando las pulsaciones, es más recomendable contarlas sólo en 15 segundos y multiplicar luego por cuatro para saber las que tiene en un minuto. Volviendo al ejemplo anterior, lo ideal sería que el pulso de esa persona de 65 años se mantuviese a un ritmo de entre 93 y 124 latidos por minuto durante el tiempo que dure la actividad aeróbica, o lo que es lo mismo, entre 23 y 31 latidos en 15 segundos. De nuevo, si quiere evitarse los cálculos matemáticos simplemente consulte la siguiente tabla.

PULSO IDEAL DE ACTIVIDAD AERÓBICA SEGÚN LA EDAD	
EDAD	PULSACIONES RECOMENDADAS EN 15 SEGUNDOS
50	Entre 25 y 34
55	Entre 25 y 33
60	Entre 24 y 32
65	Entre 23 y 31
70	Entre 22 y 30
75	Entre 22 y 29
80	Entre 21 y 28
85	Entre 20 y 27
90	Entre 19 y 26
95	Entre 18 y 25

2) **Percepción personal**. El ejercicio aeróbico debe producir un aumento del ritmo de trabajo del corazón y los pulmones, y eso debe notarse mientras se realiza el ejercicio o no habremos llegado al nivel mínimo de intensidad. Por el contrario la dificultad para respirar, la imposibilidad de articular palabras o cierto estado de confusión mental pueden significar que el nivel de la actividad es demasiado intenso y se necesita disminuir.

La Escala de Borg permite estimar el propio nivel de esfuerzo utilizando una escala del 6 al 20, correspondiendo el número 6 con el nivel más suave de intensidad y el 20 con el más duro. La utilización de la Escala de Borg es más recomendable al principio, cuando no se tiene una idea clara de cómo debe sentirse el propio cuerpo a distintos niveles de esfuerzo, sobre todo en la zona ideal de intensidad a la que queremos trabajar. La intensidad aeróbica ideal corresponde con los niveles 12 al 15 de la Escala de Borg y se debe notar cierta sudación y activación cardiorespiratoria.

ESCALA DE BORG O DE AUTOPERCEPCIÓN DE ESFUERZO

NIVEL	ESFUERZO	SIGNOS FÍSICOS
6-7	Extremadamente suave	No signos.
8-9	Bastante suave	No signos.
10-11	Suave	Sensación de actividad física con ligero estímulo de la respiración y el corazón.
12-13	Moderado	Aumento de la temperatura y de la frecuencia cardíaca. Sudación ligera.
14-15	Intenso	Sudación, pulso y respiración acelerados. Se puede hablar sin dificultad.
16-17	Bastante intenso	Sudación profusa. Dificultad para hablar.
18-20	Extremadamente intenso	Dificultad para respirar. Sensación de mareo y confusión.

3) La prueba de articulación de la palabra. Otra forma de estimar el nivel de intensidad de una actividad física es simplemente intentando hablar. Mientras realiza su actividad, intente cantar alguna canción que conozca, recitar algún poema o hablar con la persona que le acompaña:

- Si puede articular fácilmente las palabras y completar frases completas una detrás de otra sin forzar la respiración, seguramente necesita aumentar su ritmo para alcanzar su nivel ideal de intensidad aeróbica.

- Si por el contrario no puede completar una frase sin tomar aire y resoplar, su nivel de intensidad es posiblemente demasiado alto y necesita disminuirlo.

RECONOZCA LOS SIGNOS

(Los siguientes signos pueden indicar que necesita disminuir la intensidad de su ejercicio):

- Sudación profusa.
- Respiración dificultosa.
- Cara muy enrojecida o pálida.
- Presión en el pecho.
- Confusión o desorientación.
- Náusea.
- Mareo.
- Palpitaciones.
- Expresión tensa.

Lo ideal es, por tanto, llevar un ritmo en el que pueda respirar profunda pero cómodamente, y que le permita contar o decir frases cortas pero completas; ese es posiblemente su nivel ideal de intensidad aeróbica.

2.4. Los grandes del ejercicio aeróbico

No hay un tipo de ejercicio ideal para todos, de nuevo, hay gustos como colores y lo que pretendemos aquí es que cada uno encuentre la forma de crear su propio programa, incluyendo el tipo de actividad que más le satisfaga. Lo importante es recordar que existe una gran variedad de actividades que se pueden realizar tanto en interior como al aire libre, individualmente o en equipo, que requieren ciertas destrezas o ninguna técnica especial, de invierno o de verano. Los ejercicios aeróbicos más populares en España son el ciclismo, la natación, la carrera y el aeróbic. Recientemente, el caminar como forma de ejercicio se ha puesto también bastante de moda, y no sin razón como pronto descubriremos.

2.4.1. Caminar

La más simple, segura y barata forma de ejercicio es caminar. No sólo eso, sino que es la más recomendable para las personas más mayores sin previa experiencia en el ejercicio. Partiendo del concepto de que no hay una actividad mejor o peor que otra para conseguir los beneficios del ejercicio, ya que los efectos de cualquier actividad dependen de la regularidad, el tiempo y la intensidad con la que se realice, la popularidad del caminar no debe sorprendernos. Caminar de forma habitual, según muchos estudios de investigación, mejora la función cardiovascular, ayuda a conservar la masa muscular y controlar el peso corporal y aumenta la esperanza de vida.

Para las mujeres pasada la menopausia parece también el tipo de ejercicio ideal, ya que al tratarse de una actividad que implica el desplazamiento corporal previene o retrasa la osteoporosis.

Caminar a cierta velocidad aporta, además, los mismos beneficios que cualquier otro tipo de ejercicio aeróbico.

Caminar como forma de ejercicio aeróbico

Del mismo modo que hay que distinguir entre trotar y correr, hay que diferenciar entre lo que comúnmente se entiende por caminar y el hacerlo como una forma de ejercicio aeróbico. Lo primero se acerca más a lo que es el pasear, mirar los escaparates o dar una pequeña vuelta, que como hemos dicho produce sus beneficios al requerir un gasto energético como cualquier otro movimiento. Lo segundo es más, como su propio nombre indica, un tipo de ejercicio programado y que requiere algo más de intensidad y esfuerzo, aunque sin perder su simplicidad.

La técnica

La técnica de caminar aeróbicamente no tiene misterio, sólo hay que asegurarse de que un pie esté siempre en contacto con el suelo, eso es lo que distingue el caminar del correr y lo que lo hace más simple y seguro. El cuerpo debe estar recto, la cabeza levantada, la mirada al frente y los hombros relajados y caídos de forma que los brazos se balanceen suave, rítmica y cómodamente de adelante a atrás en la misma dirección del desplazamiento. Cuando se camina a cierta velocidad puede resultar más fácil adelantar ligeramente el centro de gravedad del cuerpo, pero nunca al nivel de la cintura lo que impediría el movimiento del diafragma y dificultaría la respiración, sino más bien en la cadera y evitando sacar los glúteos.

El movimiento de los brazos puede resultar clave a la hora de intentar que la caminata se convierta en un ejercicio aeróbico. Muchas personas consiguen acelerar el corazón hasta su zona ideal de intensidad aeróbica sin mayor problema, otras necesitan añadir cierto grado de esfuerzo para llegar a esos niveles y la forma más sencilla de conseguirlo es mediante el movimiento de los brazos. Como ya se ha mencionado una de las características del ejercicio aeróbico es que sean grandes masas musculares las que se pongan en movimiento, como las piernas o los brazos. Eso nos facilita la labor al caminar ya que el movimiento adicional de los brazos nos permite alcanzar mayores niveles de intensidad sin necesariamente aumentar la velocidad ni el estrés sobre las piernas, lo que facilitará la labor de muchos y disminuirá el riesgo de lesiones en las personas menos preparadas.

Cuando el balanceo relajado de los brazos, como se describió anteriormente, no es suficiente para alcanzar la intensidad deseada ha de intentarse un recorrido mucho más amplio, con los brazos flexionados en 90 grados y de forma que en el desplazamiento hacia adelante las manos lleguen hasta la altura de los hombros y vayan luego hacia atrás en un movimiento lo más amplio posible. Evidentemente, el brazo izquierdo debe seguir el movimiento de la pierna derecha, y viceversa. Es importante recordar también que no son los brazos los que deben marcar el ritmo de marcha, sino las piernas exclusivamente. El movimiento de los brazos sólo acompaña el ritmo ya impuesto por las piernas.

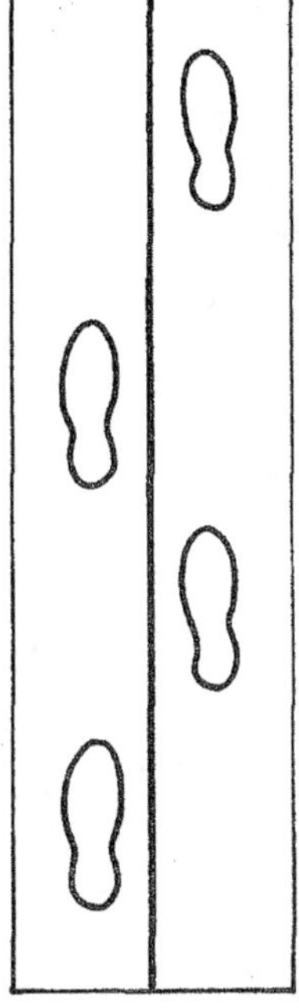

Una vez que se ha adoptado una técnica básica de amplitud de zancada, postura y movimiento de los brazos se puede intentar cierto refinamiento. Por ejemplo, en el paso adelante colocar los pies rectos, con los dedos apuntando hacia adelante en lugar de hacia los lados, ayuda a conseguir un mejor equilibrio, ritmo y desplazamiento. Igualmente, imaginarse una línea en el suelo, justo entre las piernas, y caminar con los pies lo más cerca posible de esa línea imaginaria ayuda a mantener un buen equilibrio y ritmo de movimiento. No se puede olvidar que el objetivo es ir hacia adelante, no de lado a lado o de arriba a abajo, así que conseguir cierto ritmo y fluidez de movimiento es lo más importante.

Otro recurso válido para personas que quieren aumentar la intensidad de su caminata pero son reacias a aumentar la velocidad o poner más estrés en la parte inferior del cuerpo, es aumentar la resistencia al movimiento. Esto se puede conseguir cargando peso adicional, como pesas en las manos, cargas alrededor de la cintura, etc. Ello no sólo facilita el alcanzar el nivel ideal de intensidad aeróbica, sino que ayuda al fortalecimiento músculo-esquelético.

La velocidad

Lo más peliagudo de caminar quizás sea hacerlo de forma que se convierta en una actividad aeróbica, e independientemente de la técnica y la resistencia, la clave está en la velocidad. Poder caminar más rápido o más despacio dependerá de cierta habilidad natural, la práctica y el estado de condición física.

La velocidad normal de movimiento de una persona es de aproximadamente 5 kilómetros por hora, y ciertos estudios han demostrado que caminando a esa velocidad ya se consiguen beneficios cardiovasculares. Caminar a una velocidad de 8 kilómetros por hora quema tantas calorías como la carrera suave, o footing, pero incluso dando un paseo se pueden consumir entre 40 y 50 calorías por kilómetro, lo que ya es ventajoso para la salud general.

Estimar si la caminata está produciendo algún mejoramiento cardiovascular, el principal objetivo del ejercicio aeróbico, se puede conseguir controlando el esfuerzo mediante la medición del pulso, la Escala de Borg o la prueba de la articulación de la palabra, técnicas que ya han sido detalladamente descritas. Otra forma es calculando el tiempo y la distancia. Caminar 3 kilómetros en 20-22 minutos es posiblemente un ritmo aeróbico adecuado para una persona joven. La mayoría de las personas de más edad pueden alcanzar su nivel ideal de actividad aeróbica a velocidades más moderadas. Una caminata diaria de entre 2 y 3 kilómetros en 30 minutos parece según los expertos una recomendación muy razonable para las personas mayores de 65 años. Una forma sencilla de saber si se está caminando al ritmo recomendado es contando los pasos. Dando algo más de 100 pasos por minuto una persona de peso y altura normal recorre más de 2 kilómetros en media hora.

CONTROLE SU VELOCIDAD AL CAMINAR (Basado en pasos de una amplitud de 75 cm.)	
DANDO	EN MEDIA HORA USTED RECORRE
70 pasos por minuto	1,5 km
90 pasos por minuto	2,0 km
105 pasos por minuto	2,4 km
120 pasos por minuto	2,7 km
140 pasos por minuto	3,1 km
160 pasos por minuto	3,6 km

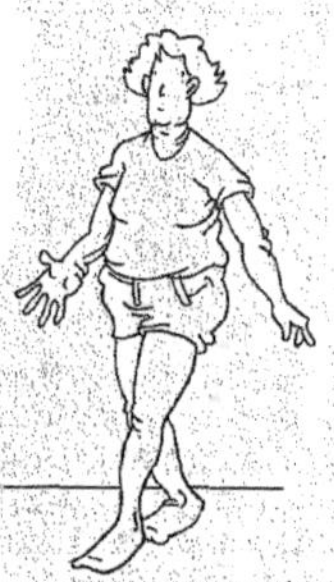

CAMINAR COMO FORMA DE EJERCICIO

Ventajas:
Es fácil, no requiere técnica particular.
Es barato, no precisa material especial; se practica al aire libre.
Es social, puede hacerse en compañía.
Es flexible, se adapta a cualquier nivel.

Inconvenientes:
Puede ser poco motivador para personas en buena forma.
Hay que seguir cierto protocolo para alcanzar el nivel aeróbico de entrenamiento.

2.4.2. Aeróbic

El aeróbic es una forma de ejer-
cicio muy popular en la actualidad,
sobre todo entre las mujeres, y suele
realizarse con música y siguiendo
un determinado ritmo de jazz,
disco, etc. Este tipo de actividad
combina una gran variedad de
movimientos corporales, como sal-
tos, flexiones o carreras. Una
variante que se está imponiendo es
el "stepping", que se realiza con una
plataforma baja a la que se sube y
baja repetidamente. En cualquier
caso el objetivo es siempre el
mismo, aumentar el tono muscular
y desarrollar la capacidad cardio-
vascular. Aunque no hay evidencia
científica de que el aeróbic produz-
ca mayores beneficios que otros
tipos de ejercicio aeróbico, sí cuenta
con una evidente ventaja, puede convertirse en algo divertido y entretenido, sobre
todo para las personas que disfrutan de la música y el baile.

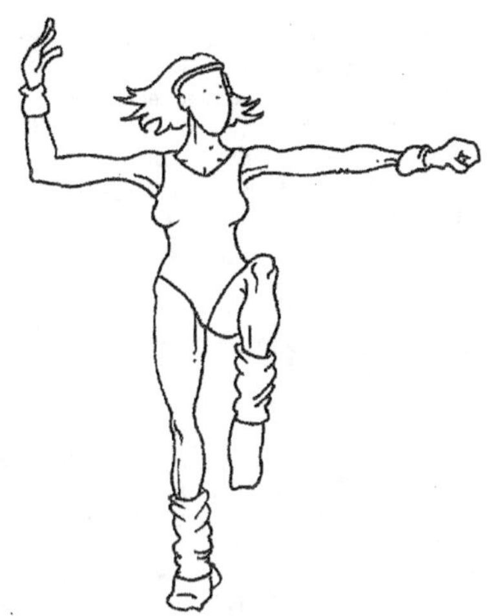

El aeróbic es una actividad muy completa y recomendable, incluso para los más
mayores, y aunque muchos puedan mostrarse reacios a participar en una clase
organizada, con música moderna a todo volumen y jóvenes vestidos de colorines,
eso no quiere decir que haya que descartarlo como forma de ejercicio. En épocas
frías el aeróbic puede resultar lo más adecuado y será cuestión de buscar solucio-
nes. Si se decide a probar, nuestra recomendación es que busque primero si algún
club o centro deportivo ofrece clases sólo para los mayores, en las que el ambiente
le resulte más familiar y atractivo y la actividad sea más adecuada a su nivel. Si no
encuentra nada semejante, todavía le quedan un par de opciones. La primera es
adaptarse a las circunstancias, acudir a la clase e intentar que no le afecte el ambien-
te y, sobre todo, seguir su propio ritmo según su necesidades y condición física si la
clase es de un nivel diferente al suyo. La segunda es organizar su propia sesión pri-
vada, en su propio hogar y siguiendo las recomendaciones que se explican más ade-
lante. La ventaja de esta opción es que le proporcionará una tremenda flexibilidad
de horario, y si cree que se anima y divierte más con compañía siempre puede invi-
tar a sus amigos y amigas. En este caso, lo más sencillo será encontrar algún vídeo
que le guste, aunque debe realizar una selección cuidadosa ya que no todos los que
hay en el mercado son apropiados. Si sabe elegir la experiencia puede resultar posi-
tiva en todos los sentidos.

La mejor cualidad de una buena sesión de aeróbic es que sea amena y divertida y que esté bien organizada. Una clase pobre no sólo proporciona menos beneficios, sino que puede facilitar las lesiones. Lo ideal es mezclar el movimiento aeróbico con el estiramiento y otros ejercicios de fortalecimiento e incluir siempre al menos 5 minutos de calentamiento al principio y otros 5 minutos de vuelta a la calma al final. La parte central de la sesión debe durar al menos 15 minutos, lo ideal es entre 20 y 30, y estar diseñada de forma que le haga trabajar dentro de su zona ideal de intensidad aeróbica. También es importante intentar movilizar el mayor número de grupos musculares posibles, como las piernas y los brazos, lo que permitirá alcanzar el nivel ideal de intensidad con más facilidad y con menos sobrecarga en las piernas.

Existen varios tipos de aeróbic, según la intensidad y características de la sesión. Sin duda el más recomendable para los mayores es el de "bajo impacto". En este tipo el peso de la actividad se reparte más equitativamente entre la parte superior e inferior del cuerpo. Al menos, un pie está casi siempre en contacto con el suelo y los brazos están en continuo movimiento de flexión, extensión o rotación.

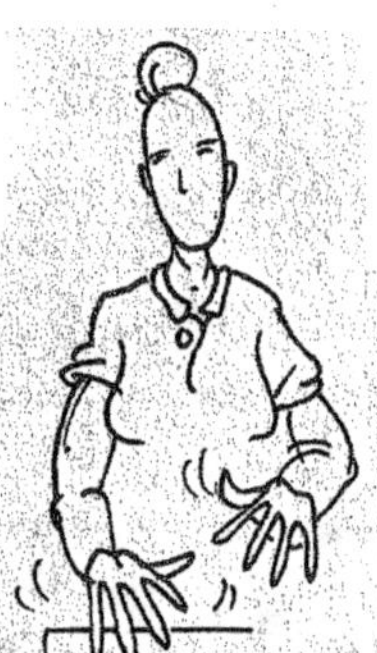

En cuanto a la frecuencia, el aeróbic como cualquier otra actividad destinada a mejorar la función cardiovascular debe realizarse un mínimo de 3 veces por semana. Algunas investigaciones han demostrado que los beneficios de este tipo de ejercicio empiezan a evidenciarse a partir de las 12 semanas. Es siempre aconsejable controlarse el pulso repetidamente durante las primeras sesiones para asegurarse de que se está trabajando al nivel de intensidad adecuado para la edad, y aumentar o disminuir el esfuerzo de acuerdo a las necesidades particulares.

Como decimos, una de las ventajas del aeróbic es que puede realizarse en cualquier lugar, incluyendo el propio salón. La única recomendación en este sentido es que la habitación tenga la temperatura adecuada, ni muy caliente ni muy fría, y que esté bien ventilada. El suelo es algo muy importante y hay que asegurarse de que no existen alfombras sueltas y resbaladizas ni obstáculos que puedan producir caídas y accidentes.

2.4.3. Natación

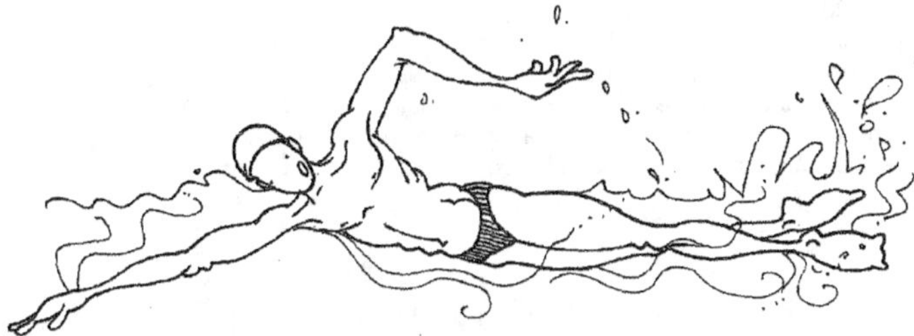

No hay duda de que la natación cumple con los requisitos indispensables de toda actividad aeróbica. Primero, moviliza los grandes grupos musculares y mientras se nada se trabaja más de los dos tercios de la masa muscular total del cuerpo. Segundo, activa significativamente los pulmones y el corazón, lo que produce el desarrollo de las capacidades aeróbicas. No sólo eso, la natación desarrolla la fuerza y la resistencia y mejora la flexibilidad y la postura, y todo ello mientras el cuerpo está flotando sobre el agua y eludiendo el estrés que otros tipos de ejercicio como la carrera o el propio aeróbic ponen sobre los miembros y las articulaciones. Por todas estas razones, la natación es una de las actividades aeróbicas más completas y recomendables a cualquier edad, y en particular para las personas obesas y con problemas osteoarticulares.

La técnica

Como con cualquier otro tipo de actividad física nueva, lo ideal es empezar despacio e ir poco a poco consolidando una rutina más completa. Si ya se tiene experiencia con la natación, el objetivo debería ser intentar cumplir con los requisitos de frecuencia e intensidad necesarios para mejorar la capacidad aeróbica.

Las piscinas públicas, sobre todo las cubiertas, suelen tener una longitud de 25 metros. La distancia olímpica es 50 metros. Para los principiantes lo adecuado podría ser empezar con cuatro largos de 25 metros descansando entre cada uno, e ir luego aumentando la distancia y disminuyendo los periodos de descanso. El objetivo final debe ser llegar a nadar continuamente durante un mínimo de 20 minutos al menos tres veces por semana. Si se quiere obtener una mejora de la capacidad aeróbica, habrá también que asegurarse de que se trabaja al nivel de intensidad adecuado, y en este aspecto las reglas generales que hemos estado aplicando varían ligeramente en la natación. Por razones que no han podido aclarar todavía los fisiólogos, la frecuencia cardíaca máxima es menor cuando se nada que cuando se corre, lo que significa que el nadador no necesita acelerar tanto su pulso para alcanzar su nivel ideal de intensidad aeróbica. Sí se ha podido calcular que esa diferencia oscila alrededor de 13 latidos por minuto y que por tanto esa cifra debe también restarse a la hora de calcular la frecuencia cardíaca máxima (que como sabemos se calcula restando la edad a 220). En definitiva, una persona de 65 años, por ejemplo, debería restar su edad más 13 a 220 para establecer una frecuencia cardíaca máxima de 142, y calcular luego entre el 60% y el 80% de esa cifra para obtener entre 85 y 113 latidos por minuto como su nivel ideal de intensidad aeróbica (algo por debajo del nivel recomendado para esa misma persona realizando otros tipos de actividades aeróbicas, que según nuestro anterior ejemplo era de entre 93 y 124 latidos por minuto).

NATACIÓN

Ventajas:
Es flexible, se puede adaptar a cualquier nivel de   intensidad.
Es segura, no pone tensión sobre ninguna articulación.
Es variada, se puede nadar a distintos estilos y con ejercicios muy variados.

Inconvenientes:
Requiere técnica.

Los productos químicos del agua de las piscinas pueden producir alergias y reacciones.

Tomarse el pulso en una piscina no es tan simple como en tierra firme, pero tampoco imposible. Lo mejor es pararse al final de un largo, después del calentamiento y ya que se haya alcanzado el ritmo deseado, tomarse el pulso, calcular si se está trabajando dentro de la zona ideal de intensidad y si no es así ajustar el ritmo de acuerdo con las recomendaciones anteriores. Hay que recordar también que no es aconsejable nadar en un agua demasiado caliente, ya que el organismo tendrá que trabajar más en su intento de eliminar el exceso de calor producido por el ejercicio. La temperatura ideal es la que obliga a estar en movimiento para no tener frío mientras se está en el agua.

Natación y peso corporal

Algunas personas eligen la natación como forma de ejercicio porque disfrutan en el agua, y no quieren preocuparse de nivel de intensidad ni frecuencia cardíaca. Muchos sólo quieren perder algunos kilos o simplemente mantener su peso. Ciertas investigaciones han sugerido que la natación no es la mejor actividad física para adelgazar y que al mismo nivel de intensidad una persona que nada pierde menos peso que una que corre o realiza cualquier otra actividad física aeróbica. Pero otros estudios han llegado a conclusiones opuestas, así que el tema sigue sin estar muy claro. Lo que sí parece evidente es que la natación, como cualquier otro tipo de actividad física, consume calorías y que practicada de forma habitual y al nivel aeróbico mejora la función cardiorespiratoria y aumenta la masa muscular. En cuanto a consumo energético, una persona de 70 kilos nadando a crol a un buen ritmo puede quemar hasta 11 calorías por minuto. Otros estudios han demostrado que las mujeres pueden nadar con un gasto de energía 30% menor al del hombre, posiblemente porque su mayor proporción de grasa les permite flotar y desplazarse más eficientemente y con menos esfuerzo.

2.4.4. Carrera contínua

La carrera continua, footing, jogging o simplemente correr, que con todos estos nombres se le conoce, es el deporte aeróbico por excelencia. Casi todo el mundo ha probado esta actividad alguna vez, ya sea como entretenimiento, como actividad física o como deporte. Las ventajas de la carrera como ejercicio son obvias, es barato, no requiere cualidades técnicas especiales y puede practicarse durante todo el año, ya sea en interior como al aire libre. Los beneficios orgánicos no presentan tampoco duda, corriendo durante 30 minutos a un ritmo normal con una frecuencia de 3 veces por semana se puede conseguir mejorar la capacidad aeróbica bastante rápidamente.

Como decimos, llegar a correr a una velocidad
moderada, ni muy despacio ni muy rápido, casi auto-
máticamente, supone que se está trabajando a un nivel
ideal de intensidad aeróbica, con lo que una vez alcan-
zado el ritmo adecuado casi podremos olvidarnos del
control del pulso y demás cálculos que hemos venido
recomendando con otras actividades.

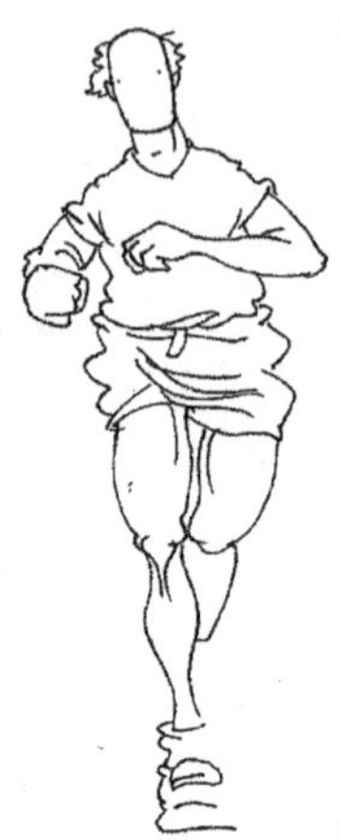

Lo único es recordar una vez más que la constancia
es el mejor aliado de cualquier actividad física y que los
expertos recomiendan un mínimo de 30 minutos 3 veces
por semana cuando se quiere mejorar la capacidad aeró-
bica, aunque advierten también que correr más de 25-30
kilómetros por semana no mejora significativamente la
capacidad aeróbica y sí aumenta los riesgos de lesiones.

En cualquier caso, la carrera continua es una actividad natural que, indepen-
dientemente de la distancia o el tiempo, produce un aumento del consumo calóri-
co. Desde este exclusivo punto de vista la carrera ya produce sus beneficios para la
salud. Como parte de un programa de control o pérdida de peso es casi ineludible,
un corredor puede llegar a perder 400 calorías en media hora. Además, como cual-
quier otra actividad física que implica un desplazamiento del peso corporal, la
carrera fortalece los huesos y las estructuras articulares, previniendo la osteoporo-
sis y las fracturas. La carrera continua, según cientos de estudios, es una excelente
forma de mejorar la salud mental ya que mejora la autoestima, aumenta el opti-
mismo y combate la depresión. No se puede pedir más.

La técnica

De acuerdo con algunos expertos, para las personas que no están en buena
forma o han llevado una vida más bien sedentaria, la mejor forma de meterse en la
carrera continua es comenzar caminando. Nuestra recomendación es que los prin-
cipiantes interesados en correr empiecen caminando a un ritmo algo vivo, sin pre-
ocuparse del reloj. Conforme vayan encontrándose mejor pueden ir aumentando el
tiempo hasta que sean capaces de caminar ininterrumpidamente durante 30-45
minutos 3 veces por semana. Llegados a ese punto estarán preparados para empe-
zar a correr, aunque sin prisas. Se puede empezar por alternar carrera y caminata,
digamos 5 minutos corriendo y 5 minutos caminando hasta que después de algún
tiempo se pueda completar así la media hora.

A medida que se va entrando en forma se va aumentando el tiempo de carrera
y disminuyendo el de caminata hasta que se pueda correr cómodamente durante
media hora seguida. La duración de este proceso variará de una persona a otra,
dependiendo de la condición física, la edad, la experiencia anterior, etc., pero está
claro que la carrera está al alcance de la inmensa mayoría, así que será cuestión de
tener paciencia y pensar que si hemos pasado varias décadas sin movernos no
debemos ahora apresurarnos.

La carrera pone bastante tensión en las extremidades inferiores y será preferible,
por tanto, evitar las superficies duras de cemento o asfalto así como las cuestas
abajo. En cualquier caso, la mayoría de las lesiones ocurren por la falta de calenta-
miento previo y estiramiento. Es recomendable hacer entrar los músculos en calor
caminando vivamente durante 5-10 minutos y seguir luego con un trote suave antes
de pasar a hacer algunos ejercicios de estiramiento. Éstos deben incluir, específica-
mente, los músculos de la parte posterior del muslo y las piernas, ya que son los que
más tensión soportan durante la carrera. Es igualmente importante al final volver
gradualmente a la calma en lugar de parar repentinamente, lo que puede provocar
una rápida caída de la tensión arterial y mareo. Después de correr es preferible
seguir caminando a buen ritmo durante otros 5-10 minutos antes de parar.

La única gran deficiencia que se puede encontrar en la carrera es que sólo tra-
baja la parte baja del cuerpo y como toda la actividad se concentra en las piernas, la
fuerza y resistencia muscular de hombros y brazos no se desarrolla. La solución es
bastante obvia, programar algunos ejercicios adicionales, de fuerza y estiramiento,
si se quiere trabajar la parte superior, con la ventaja de que conseguir una rutina de
carrera puede proporcionar la confianza y disciplina necesarias para habituarse a
un programa mucho más completo.

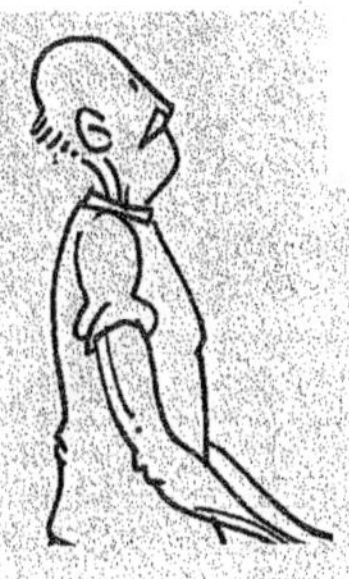

2.4.5. Ciclismo

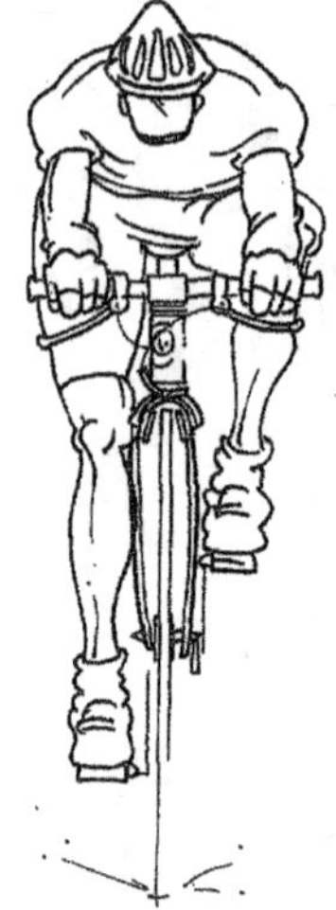

No es necesario señalar que la bicicleta es una de las actividades preferidas por los españoles, ya sea de competición, de recreo o de montaña. Los veteranos tienen un especial apego al ciclismo en carretera, y no es de extrañar ya que proporciona un trabajo cardio-circulatorio excelente, consume entre 400 y 700 calorías por hora, permite recorrer distancias considerables y permanecer al aire libre y, cuando se utiliza una bicicleta de carreras, se trabaja no sólo la parte inferior del cuerpo sino también los hombros y los brazos. Otra notoria ventaja es que cuando la temperatura y el mal tiempo obligan, se puede pasar a la bici estacionaria, una de las formas más cómodas y seguras para mejorar la capacidad aeróbica. Muchos jóvenes están ahora descubriendo las delicias de este deporte gracias a la popularidad de las bicicletas de montaña, ¡bendito sea!

En la parte negativa, salir con la bicicleta implica un enorme riesgo, mayor que cualquier otra actividad aeróbica. Aunque el riesgo intrínseco de lesión es mínimo, tener que estar pendiente de coches, peatones, perros y baches y estar, además, expuesto a acontecimientos inesperados, como rachas de viento y polvo, suponen un riesgo continuo de accidente. En la especialidad de todo terreno algunos de estos riesgos se eliminan, como el tráfico, pero se añaden otros no menos considerables por lo irregular del terreno.

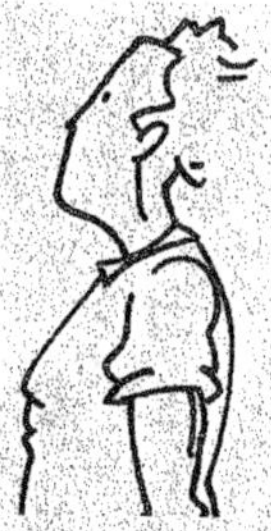

CICLISMO

Ventajas:
Es flexible, adaptable a cualquier nivel y puede realizarse al aire libre.
Es reconfortante, montar en bici al aire libre es muy grato por el contacto directo con la naturaleza.

Es útil, se puede utilizar como medio de transporte.

Inconvenientes:
Precisa una inversión económica en bici, casco, etc.
Es más peligroso que otros deportes si se realiza al aire libre.
Pone gran tensión en las rodillas.

El material

Para empezar habrá que saber elegir el instrumento. Si se tiene la intención de recorrer distancias y trabajar aeróbicamente, una bicicleta de 10 ó 12 velocidades sería la mejor opción. Las de todo terreno pueden tener 18 velocidades, y aunque algo más pesadas pueden ser también utilizables en carretera. Pero sea cual sea el tipo de bicicleta que se prefiera, es indispensable elegir el tamaño adecuado. La altura y la longitud del cuadro, el triángulo metálico central de la bici, es lo que cuenta, todo lo demás podrá regularse si es necesario. Colocándose de pie en el suelo con la bicicleta entre las piernas, deben quedar como dos o tres dedos entre la ingle y la barra central que va del sillín al manillar. La forma del sillín debe permitir soportar equitativamente el peso del cuerpo y tener una consistencia firme, aunque flexible para absorber la presión de la pelvis y los impactos causados por las irregularidades del camino. Su altura debe ser tal que permita mantener la rodilla ligeramente flexionada con el pedal en su posición más baja. En cuanto al manillar, uno de carreras es más recomendable porque permite cambiar la posición de las manos y del cuerpo, lo que hace trabajar los miembros superiores al mismo tiempo que se evitan posibles lesiones por el mantenimiento prolongado de la misma posición.

El otro complemento indispensable de este deporte es el casco. No hay estudio que no haya concluido que la utilización del casco disminuye el riesgo de lesión grave en el caso de un accidente de bicicleta. Desgraciadamente las encuestas desvelan que aunque los ciclistas creen que es una forma efectiva de protección, sólo una pequeña minoría utiliza el casco. No podemos ignorar que incluso a una velocidad de 25-30 kilómetros por hora un golpe en la cabeza desprotegida con un objeto sólido deja pocas posibilidades de supervivencia. Un buen casco no ha de ser caro, pero hay que asegurarse de que se ajuste bien y que el interior sea de un material ligero pero que absorba el impacto y el exterior duro y resistente (normalmente de fibra de vidrio o policarbonato).

RECOMENDACIONES DE SEGURIDAD PARA EL CICLISTA

- Utilice siempre el casco, aunque sólo vaya a la vuelta de la esquina.
- Evite la oscuridad de la noche y las carreteras con mucho tráfico; no salga nunca a las autovías.
- Vista colores fuertes y llamativos.
- No utilice audífonos ni aparatos musicales que le impidan escuchar el ruido a su alrededor.
- No cargue mochilas en la espalda ni paquetes en la bici, pueden moverse y hacerle perder el equilibrio.
- Use siempre las señales manuales.
- Aprenda a cambiar de velocidad sin mirar a la palanca de cambio.
- Cuando vaya acompañado, circule siempre en fila y nunca al lado del otro ciclista, sobre todo en carretera.
- Revise minuciosamente la bici antes de salir y manténgala siempre a punto.

La técnica

Como actividad de recreo, sin mayores pretensiones, el ciclismo proporciona lo que cualquier otra actividad física, un gasto de energía y, por supuesto, una sensación relajante y positiva como consecuencia del movimiento al aire libre y el contacto con la naturaleza. Cuando se quiere llegar a hacer de la bicicleta el instrumento para mejorar la capacidad aeróbica hay que prestar atención a otras consideraciones.

En la ciudad, en medio del tráfico y parando en cada cruce, conseguir algún beneficio cardiovascular será complicado, eso sin contar con el ambiente de contaminación que se respira. Lo contrario, tirarse a la montaña o a subir cuestas puede resultar casi imposible para cualquier principiante. Si hubiera que empezar por el principio, lo mejor sería elegir una carretera asfaltada, sin cuestas ni grandes descensos y con muy poco tráfico. Sobre esta superficie se puede empezar rodando cómodamente, sin prisas y sin prestar atención a la distancia. Una vez que se vaya entrando en forma se puede aumentar la velocidad y empezar a jugar con ascensos.

Al contrario de lo que muchos piensan, un piñón demasiado duro, lo que aumenta la fuerza necesaria para mover los pedales, no facilita un mejor trabajo cardiovascular y sí aumenta considerablemente los riesgos de lesiones musculares y tendinosas en las rodillas y las piernas. Tampoco lo contrario es recomendable. Una alta frecuencia de pedaleo, lo que se consigue con una baja resistencia, produce contracciones musculares muy rápidas que pueden ocasionar molestias musculares. La forma más eficiente de desplazamiento en bicicleta se consigue, según los expertos, con una frecuencia de 60-70 revoluciones -o pedaladas- por minuto. Los más experimentados llegan a cadencias mucho más altas, pero el ciclismo de recreo o como forma de ejercicio aeróbico no requiere esos esfuerzos. Los más mayores pueden ajustar su resistencia y frecuencia de acuerdo a su condiciones personales. En cualquier caso el trabajo aeróbico en bicicleta no es distinto de las demás actividades aeróbicas, un mínimo de media hora, 3 veces por semana, y con las mismas recomendaciones de frecuencia cardíaca cuando se desee trabajar al nivel ideal de intensidad, entre el 60% y el 80% de la frecuencia cardíaca máxima. Aquí sí, para medirse el pulso en mitad del esfuerzo habrá que detenerse y apartarse de la carretera a menos que se sea un experimentado ciclista y se tenga la confianza y seguridad suficiente como para circular con una sola mano en el manillar mientras se consulta el reloj y se cuentan las pulsaciones. En una bicicleta estacionaria un adulto de mediana edad puede posiblemente alcanzar su nivel aeróbico con una frecuencia de alrededor de 70 pedaladas por minuto. Los más mayores no necesitarán esa intensidad para llegar a su nivel aeróbico.

La posición del cuerpo dependerá del tipo de bicicleta, pero la postura ha de ser siempre cómoda, cambiando las manos de posición periódicamente, manteniendo los codos ligeramente flexionados y sueltos para absorber las vibraciones y con los hombros relajados. Permanezca siempre atento a lo que sucede a su alrededor, sobre todo cuando circule en medio del tráfico o en carretera. Los caminos vecinales no son tampoco para descuidarse, esté atento a los animales y objetos inesperados.

En cuanto al frenado, también aquí hay que tener las ideas claras en caso de una emergencia. El freno delantero, normalmente a la izquierda, hace detenerse la bicicleta más rápidamente pero con el peligro de lanzar al ciclista volando por encima del manillar. Activar el freno trasero bruscamente y con presión puede hacer patinar la rueda de atrás. Es por tanto recomendable usar ambos frenos al mismo tiempo y presionarlos de forma intermitente cuando sea posible. Lo mejor es siempre evitar hacer uso brusco de los frenos, sobre todo cuando el suelo está húmedo, y desplazar los glúteos hacia la parte más posterior del sillín al mismo tiempo que se frena para contrarrestar la fuerza de inercia hacia adelante.

La tecnología del ejercicio aeróbico

La fiebre del ejercicio aeróbico y los beneficios que este tipo de ejercicio produce en el organismo, han despertado también la imaginación de ingenieros y fabricantes de equipo deportivo. En los últimos diez o quince años el mercado se ha visto invadido por máquinas y aparatos que facilitan la práctica de estas actividades aeróbicas en interiores, incluso en la comodidad del propio hogar. Las más clásicas y populares son la bicicleta estática y la cinta sin fin, otras que semejan distintos tipos de actividades, como las escaleras o en inglés stair, el esquí de fondo, el remo, etc., se han ido incorporando más recientemente.

La conveniencia de las máquinas de ejercicio aeróbico es notoria. Para empezar, no hay que preocuparse de las inclemencias del tiempo, tanto en verano como en invierno. Segundo, se puede regular mucho mejor la intensidad del esfuerzo, ya que casi todas permiten ajustar la resistencia, el tiempo o la distancia. Finalmente, y esto es lo más importante, darle a los pedales enfrente de la televisión o escuchando la música favorita produce tanto beneficio aeróbico como correr en el campo, con la única diferencia de que no se llega a ninguna parte. En términos de gasto energético, una persona de 75 kilos en una bicicleta estacionaria a 30 kilómetros la hora quema más de 600 calorías en una hora.

Otras máquinas que reproducen el movimiento de otros ejercicios, como el esquí de fondo o el remo, son incluso más completas y están diseñadas de forma que permiten mover piernas y brazos al mismo tiempo, con lo que no sólo facilitan el trabajo aeróbico, sino que producen un desarrollo de otros elementos de la condición física en todo el cuerpo, como la fuerza y resistencia muscular.

En general todas las máquinas de ejercicio aeróbico bien diseñadas deberían producir el efecto deseado, es decir, facilitar un trabajo físico. El que ese trabajo desarrolle o no la capacidad aeróbica dependerá de los requisitos indispensables de intensidad, tiempo y frecuencia que hemos venido explicando. Si la actividad se realiza un mínimo de 20-30 minutos, a una intensidad de entre el 60% y el 80% de la frecuencia cardíaca máxima y al menos 3 veces por semana, el desarrollo aeróbico está asegurado. En este sentido los efectos del ejercicio en máquinas no son diferentes. Habría luego que considerar si el hecho de moverse al aire libre y estar en contacto con la naturaleza produce positivos efectos psicológicos que no se consiguen trabajando en un local interior. Y esta quizás sea nuestra única reserva a la hora de recomendar la utilización sistemática de estas máquinas de ejercicio.

3

LOS MÚSCULOS ALGO PARA NO OLVIDAR

LOS MÚSCULOS ALGO PARA NO OLVIDAR

La popular imagen que se tiene del esculturista ha hecho más daño que beneficio al entrenamiento muscular, dejándolo durante décadas postergado al crecimiento desmesurado de los pectorales, al exhibicionismo de biquini y al lucimiento inútil de la fuerza bruta. Afortunadamente, todo esto está cambiando. El desarrollo de la fuerza y resistencia muscular se ha convertido hoy en una parte esencial de cualquier rutina de entrenamiento tanto para el deportista como para el atleta, pero también para el que quiere mejorar su condición física por razones de salud.

La masa muscular aumenta progresivamente hasta después de la pubertad y a partir de la década de los cuarenta empieza a disminuir de forma que a los 65 años se ha perdido aproximadamente un 20% de la fuerza que se tenía en la juventud. Afortunadamente, y es por eso que el entrenamiento de fuerza está haciendo gentes entre los más mayores, investigaciones científicas están demostrando que ese proceso de pérdida se puede prevenir y revertir independientemente de la edad, el sexo o la condición física. Es más, se ha comprobado que los que menos tienen son los que más ganan, que los que están en peor forma obtienen más rápidos resultados.

3.1. Antes de empezar

Hay que recordar primero, que seguir un entrenamiento de fuerza no significa tener que convertirse en un esculturista, sino ejercitar la musculatura para mantener su tono y evitar que se degenere. Como en toda actividad física nueva, los principiantes en estas lides deben empezar con ciertas precauciones para prevenir lesiones. En general, piense que el organismo humano necesita cierto tiempo para adaptarse a una rutina de fuerza y que si no se ha levantado una almendra en décadas hay que tomárselo con calma.

Las siguientes recomendaciones pueden ayudarle a programar
una rutina adecuada, pero por favor no empiece su programa
hasta leer todo este capítulo.

Sentido común

Es preferible empezar por aprender bien y sin prisas la técnica y para ello nada mejor que hacerlo con cargas ligeras. Durante las primeras dos semanas no se preocupe del peso, sólo practique una buena mecánica y observe puntos de dolor o sobrecarga que podrían deberse a mala técnica. Por favor, olvídese del "si no duele, no sirve". No se martirice si cree que no está haciendo un gran esfuerzo al principio, esa es la señal de que lo está haciendo bien. Por el contrario, si se encuentra destrozado después de una sesión significa que se ha sobrepasado y no debe continuar a ese nivel de intensidad.

Calentamiento

Una rutina típica de pesas debe siempre empezar con un buen calentamiento de entre 5 y 10 minutos con el propósito de aumentar la cantidad de sangre en los músculos a trabajar y lubricar las articulaciones. Empiece con unos minutos de ejercicio aeróbico, caminando ligero, trotando o haciendo bicicleta, y algunos ejercicios generales de brazos y piernas. Realice luego algunas repeticiones con peso ligero en los grupos musculares que desee trabajar ese día.

Estiramiento

Una idea generalizada es que el desarrollo de la musculatura resta flexibilidad. Antiguamente el entrenamiento de fuerza no tenía interés en trabajar el músculo en su completo ángulo de movimiento y a medida que el grosor y el tono aumentaban el músculo se iba acortando y anquilosando. Este proceso, por supuesto, resta flexibilidad. Hoy se sabe que la única manera de desarrollar toda la fuerza de un músculo es haciéndolo trabajar en todo su ángulo de movimiento, y la forma de evitar que el músculo se acorte y se quede permanentemente contraído es la flexibilidad.

Postura

Una de las causas más frecuentes de lesión deportiva es la mala mecánica corporal, y en el entrenamiento de fuerza los errores de postura se pagan sobre todo en la espalda. Si utiliza aparatos siga las instrucciones de cada uno, si hace pesas por su cuenta recuerde que la parte baja de la espalda debe estar siempre relajada y evitando poner tensión en la musculatura de la columna vertebral. En los ejercicios que requieren una posición tumbada o sentada hay que mantener la espalda plana y la cintura relajada y presionada todo lo posible a la superficie del banco o el espaldar del asiento. Nunca levante un peso del suelo con la cintura flexionada, hágalo con las piernas, flexionando las rodillas y pegando el objeto al cuerpo. Finalmente, no olvide que los ejercicios de flexibilidad previenen las lesiones.

3.2. El desarrollo de la fuerza y resistencia muscular

Como ya adelantamos, fuerza y resistencia muscular no son exactamente lo mismo, a pesar de que ciertas actividades producen un desarrollo de ambas al mismo tiempo. Lo que se entiende por fuerza es más el concepto tradicional de poder levantar un objeto muy pesado, de mover un gran volumen en un esfuerzo único, capacidad que depende del tamaño del músculo. En la resistencia entra a jugar un papel importante el tiempo, y es más la capacidad de repetición de un movimiento o contracción muscular.

El principio básico del desarrollo muscular es la sobrecarga. De acuerdo con ciertas investigaciones, las fibras musculares se estiran y separan longitudinalmente cuando se las somete a una sobrecarga. Durante el periodo de reposos el organismo repara esa alteración de las fibras con nuevas proteínas, lo que produce un aumento de volumen del músculo. Es pues el ejercicio el que desarrolla el músculo, y esos batidos de proteínas que tanto se promocionan no tienen sentido, ya que una dieta normal contiene proteínas más que suficientes para cubrir las necesidades corporales, incluyendo la reconstrucción muscular de una persona que sigue una rutina moderada de fuerza para mantener su tono y masa muscular.

Intensidad

La intensidad no es otra cosa que la cantidad de esfuerzo que se realiza en cada sesión. En el entrenamiento de fuerza, la intensidad se establece variando la cantidad de peso, el número de repeticiones, las veces que se trabaja un grupo muscular determinado y el tiempo de recuperación entre ejercicios. La intensidad de una rutina de fuerza dependerá del propósito de la misma pero no se puede olvidar que el músculo necesita de uno a dos días para recuperarse y reconstruirse. Nuestra recomendación es que programe su rutina de fuerza siempre cada dos días como mínimo, y si después de este periodo todavía se siente el músculo dolorido o con agujetas, es que se está entrenando con más intensidad de la deseable. El sobreentrenamiento, en contra de lo que muchos piensan, debilita el organismo en lugar de fortalecerlo y puede representar la antesala de alguna enfermedad.

Una buena rutina debería incluir las diferentes partes del cuerpo, parte superior y parte inferior. Si sólo se quiere mantener la masa muscular y un tono decente, el Colegio Americano de Medicina del Deporte recomienda entre 10-12 ejercicios de fuerza con un mínimo de 8-12 repeticiones por ejercicio 2 veces por semana. Esta es la rutina que nosotros también recomendamos para los más mayores, repartiendo esos ejercicios a partes iguales entre la parte superior y la parte inferior del cuerpo. En cuanto a la duración de las sesiones, recuerde que este tipo de actividad hay que tomársela con calma, así que no tenga prisa y descanse suficientemente entre cada serie de ejercicios. La duración de ese tiempo de descanso es algo personal y no se debería empezar con el siguiente ejercicio hasta que uno sienta que el músculo está casi recuperado del esfuerzo anterior.

Técnica

La técnica es más importante en el entrenamiento de fuerza que la cantidad de peso que se levante. Una técnica adecuada permitirá utilizar mayores cargas y evitar malgastar esfuerzo. A continuación se repasan los cuatro principios indispensables del entrenamiento de fuerza:

1. Lentitud y control. Parece bastante claro, según las investigaciones, que la lentitud y el control del movimiento son los mejores aliados del desarrollo muscular y la prevención de lesiones. Un movimiento brusco de una carga lleva casi inevitablemente a la falta de control de las estructuras musculares y ligamentosas implicadas en ese movimiento, aumentando considerablemente el riesgo de desgarros y lesiones en músculos, ligamentos y tendones. Una buena táctica es imaginarse que cada movimiento es en cámara lenta, contando 2 segundos para la extensión y otros 2 segundos para la flexión. Sólo cuando se piense que uno es demasiado lento es cuando se estará realizando el movimiento correctamente.

2. Ángulo completo de movimiento. Tampoco aquí hay dudas, la única forma de desarrollar la fuerza en todo un músculo es haciéndolo trabajar en su completo ángulo de movimiento. Obviamente, si el esfuerzo se realiza en una sola posición, sólo se trabajan las fibras musculares que se contraen en esa posición, dejando inactivo el resto del músculo. La consecuencia es que no se desarrolla toda la fuerza potencialmente posible. Cada movimiento ha de ser completo, sintiendo la tensión en todo el ángulo de extensión y flexionando luego hasta la relajación muscular total.

3. Respiración. Un principio básico es no mantener nunca la respiración mientras se realiza un ejercicio de fuerza. Dejar de respirar al hacer un esfuerzo se conoce médicamente como maniobra de Valsalva, y puede producir un peligroso aumento de la tensión arterial y disminuir el retorno venoso al corazón. Todo ello no es nada recomendable para nadie, pero mucho menos para las personas con algún problema cardiovascular. Recordemos que el entrenamiento intenso de fuerza no está aconsejado para personas con hipertensión.

Es muy importante, por tanto, acostumbrarse a respirar adecuadamente. La forma correcta es tomar el aire cuando el peso está abajo, en la posición relajada, y expulsarlo lentamente mientras se hace el esfuerzo, no de golpe y al final del levantamiento sino durante el mismo. O más fácil aún, antes de hacer ningún movimiento llene sus pulmones de aire todo lo posible, así no tendrá más remedio que ir expulsándolo al mismo tiempo que realiza el esfuerzo.

4. Espalda relajada. Finalmente, el saber mantener la espalda y la columna relajadas y en correcta posición es también indispensable para conseguir una rutina segura y adecuada. Esto es sinónimo de espalda recta y posición neutra, sin flexiones anteroposteriores o laterales. Esto es fácil de conseguir en los movimientos que se realizan desde la posición tumbada, sea en el suelo o en un banco, ya que sólo hay que relajarse y mantenerse pegado completamente al suelo. Más complicado es cuando el ejercicio es de pie y no se cuenta con ningún punto de referencia.

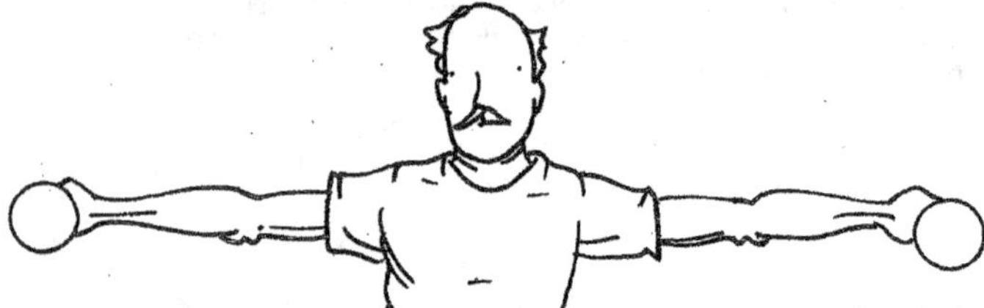

Empiece por colocar los pies repartiendo equitativamente el peso del cuerpo, relaje luego el cuello y equilibre la cabeza sobre los hombros. Siga el mismo proceso con el torso, reléjelo y equilibre los hombros con relación a la cadera. Por último, encuentre el centro de gravedad de su pelvis colocándola en un punto medio y cómodo. Esa posición, con la espalda recta y relajada y la pelvis en el centro de gravedad, es la más segura a la hora de levantar un peso. Intente mantenerla incluso si tiene que levantar algo del suelo, flexionando las rodillas, manteniendo el pecho hacia afuera y la cabeza levantada y acercando el objeto al cuerpo antes de elevarse con las piernas y siempre sin flexionar la cintura.

3.3. Los diferentes tipos de entrenamiento de la fuerza

La fuerza y resistencia muscular se pueden desarrollar mediante tres tipos de contracciones musculares: isométrica, isotónica o dinámica e isocinética.

Contracción isométrica

En la contracción isométrica el músculo no cambia su longitud, es decir, no se acorta ni se estira y por tanto no se produce un desplazamiento del miembro. Este tipo de contracción se consigue aplicando fuerza sobre una resistencia invencible, como al empujar a una pared con los brazos o contraer el muslo con la pierna extendida sin mover la cadera o la rodilla. Los mejores resultados se obtienen cuando la contracción se mantiene durante un mínimo de 6 segundos y se repite varias veces al día.

La ventaja de la contracción isométrica es que no requiere ningún tipo de material especial, sólo hay que buscar algo fijo, que no se mueva al aplicarle la fuerza. Una clara desventaja, por el contrario, es que la fuerza se desarrolla sólo en el ángulo en que se efectúa la contracción y no en todo el rango de movimiento de ese músculo, lo que como hemos venido repitiendo deja parte de las fibras musculares inactivas y sin estímulo. Otro problema de este tipo de entrenamiento de fuerza es que provoca una elevación, tanto de la tensión arterial como de la frecuencia cardíaca. Por ello, no podemos aconsejarla en personas mayores, independientemente de que padezcan o no problemas cardiovasculares.

Contracción isotónica o dinámica

La acción de subir y bajar un objeto pesado supone un acortamiento y estiramiento de un músculo o grupo muscular y el consiguiente movimiento de una articulación. Esta acción dinámica se denomina contracción muscular isotónica y produce el desarrollo de la fuerza muscular mediante dos técnicas principales: resistencia progresiva y sobrepeso.

En la resistencia progresiva se empieza trabajando con un peso que se pueda mover con relativo poco esfuerzo, hasta que se consigue levantar entre 8 y 10 veces seguidas (repeticiones). Para ganar fuerza hay que ir aumentando progresivamente el peso y repitiendo la misma rutina de 8 a 10 repeticiones como mínimo. Por supuesto llegará un punto en que repetir el movimiento el mínimo deseado será costoso, pero a medida que el músculo se desarrolle y adapte para superar la nueva resistencia se podrá conseguir, y será el momento de volver a aumentar la carga.

Este tipo de entrenamiento de fuerza es el más popular y recomendable. El único problema de la contracción dinámica es que al tener el músculo que recorrer todo su ángulo de movimiento, el peso total que se es capaz de levantar está limitado por la posición más débil de ese ángulo. En otras palabras, aunque ciertas posiciones permitan mayores cargas, el movimiento sólo podrá completarse con una carga que pueda superarse en la posición más débil, lo que limita el peso total que ese músculo es capaz de levantar.

Aunque en la actualidad existe un gran número de aparatos y máquinas que se recomiendan para este tipo de entrenamiento, las pesas siguen siendo el mejor método, o cualquier objeto al que se le pueda controlar el peso y añadir más de forma progresiva.

Contracción isocinética

En un intento de superar las limitaciones de las contracciones isométricas e isotónicas en el desarrollo de la fuerza muscular, James Perrine introdujo en 1968 su dinamómetro Cybex, una máquina que controla la velocidad de la contracción para mantenerla constante al mismo tiempo que adapta la resistencia a la capacidad del individuo en cada punto del ángulo de contracción muscular. De esta forma se consigue una resistencia adaptable que permite aplicar constantemente la máxima fuerza en todo el recorrido del movimiento. Hoy día existe una gran variedad de aparatos que siguen el modelo de Perrine, el inconveniente es que son demasiado costosos y ocupan demasiado espacio, así que sólo se suelen encontrar en gimnasios y clubes deportivos.

TIPOS DE CONTRACCIÓN MUSCULAR

ISOMÉTRICA:
la longitud del músculo se mantiene constante durante la contracción.
ISOTÓNICA:
la longitud del músculo varía durante la contracción.
ISOCINÉTICA:
la longitud del músculo varía con un tono constante durante
todo el ángulo de movimiento.

3.4. La rutina de trabajo

El entrenamiento dinámico o isotónico y el isocinético son, por tanto, los dos que nosotros recomendamos. Tanto uno como otro desarrollan la fuerza y la resistencia muscular a cualquier edad, aunque será la relación entre peso y repeticiones la que producirá un mayor desarrollo de una u otra.

Si el objetivo es aumentar la resistencia muscular habrá que realizar muchas repeticiones con un peso relativamente cómodo de mover. El entrenamiento de fuerza sigue un patrón opuesto, el número de repeticiones se mantiene bajo (sin olvidar que hay que intentar un mínimo de ocho) y la resistencia, o el peso a mover, alta.

Poca resistencia, muchas repeticiones

Para ganar resistencia muscular se trabaja normalmente con un peso de entre el 50% y el 75% del máximo posible. Esto se puede calcular sencillamente averiguando, primero, el peso máximo que se es capaz de levantar en un esfuerzo único y calculando luego el 50-75% de ese peso máximo. Una vez determinada la resistencia ideal, se efectúa el mayor número de repeticiones seguidas en un tiempo determinado.

Aunque este tipo de rutina desarrolla también la fuerza, su mayor efecto es como decimos sobre la resistencia ya que mejora la utilización de oxígeno por el músculo y lo hace más eficiente, es decir, lo capacita para realizar un trabajo con menos esfuerzo.

Un circuito de pesas con las características señaladas que se realice sin descanso durante 20 minutos o más por sesión, 3 veces por semana, tiene la capacidad potencial de producir los mismos efectos que un entrenamiento aeróbico, aumentar los niveles de colesterol bueno (HDL) y mejorar la capacidad de metabolismo del azúcar en sangre, efectos todos ellos que son beneficiosos para la salud.

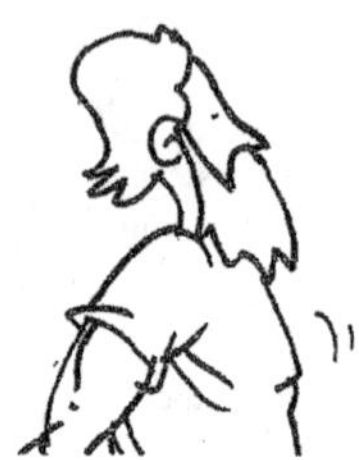

PREPARE SU RUTINA DE ESFUERZO

1. Averigüe su peso máximo, esto es, lo máximo que puede levantar en un movimiento de brazos o piernas.

2. Multiplique ese peso máximo por 0,5 para calcular el 50%, por 0,6 para el 60%, por 0,7 para el 70%, por 0,8 para el 80% y por 0,9 para el 90% de su peso máximo.

3. Trabaje con cargas entre el 50% y el 75% de su peso máximo para desarrollar la resistencia muscular, y a más del 75% para desarrollar la fuerza.

Por ejemplo: Si su peso máximo es 50 kilos,

el cálculo será como sigue:

⇒ peso máximo = 50 kilos.

⇒ 50 x 0,5 = 25 Kg (50% del peso máximo).

⇒ 50 x 0,6 = 30 Kg (60% del peso máximo).

⇒ 50 x 0,7 = 35 Kg (70% del peso máximo).

⇒ 50 x 0,8 = 40 Kg (80% del peso máximo).

⇒ 50 x 0,9 = 45 Kg (90% del peso máximo).

En este caso concreto, para trabajar la fuerza muscular tendrá que trabajar con cargas superiores a 37'5 Kg.

Para trabajar la resistencia, con cargas de entre 25 y 37'5 Kg.

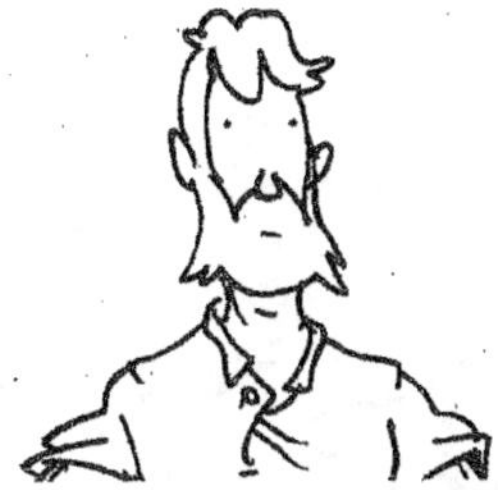

OTROS CONSEJOS ANTES DE EMPEZAR
A TRABAJAR LOS MÚSCULOS:

✓ Evite siempre la flexión hacia atrás (hiperextensión) de la espalda, especialmente si carga peso.

✓ Nunca levante un peso con la cintura flexionada, a menos que tenga una mano apoyada en una superficie que le permita soportar el peso.

✓ Nunca intente movimientos de rotación de la cintura mientras hace ejercicios con pesas.

✓ Reconozca siempre sus límites y no se sobrepase; si no está seguro de poder con una carga, no lo intente.

✓ No piense que la edad es un límite, al contrario, los más mayores son los que más tienen que ganar.

✓ Finalmente, consulte con su médico si tiene algunos de los siguientes factores de riesgo:

- Historia de infarto o enfermedad coronaria en algún miembro directo de su familia, que fuera diagnosticado antes de los 55 años.
- Padece alguna enfermedad del corazón o la circulación.
- Nota dolor en el pecho después de hacer un esfuerzo o en reposo.
- Es fumador (más de un paquete al día).
- Padece diabetes o asma.
- Tiene problemas crónicos en los huesos o articulaciones.
- Está embarazada o dio a luz hace menos de tres meses.
- Padece artritis.
- Se ha sometido a una operación quirúrgica recientemente.
- Lleva años de absoluta inactividad física.

(Adaptado del *Stanford Medical School Health and Fitness Program*).

3.5. Algunos sencillos ejercicios de fuerza

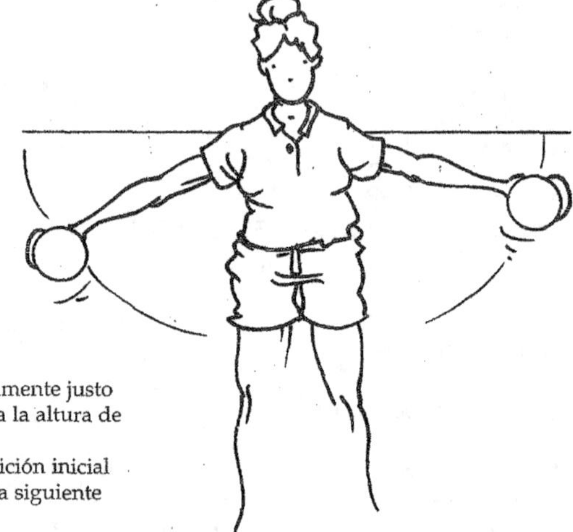

Fig. 1: HOMBROS

Eleve los brazos lentamente justo
hasta antes de llegar a la altura de
los hombros.
Vuelva luego a la posición inicial
lentamente antes de la siguiente
repetición.

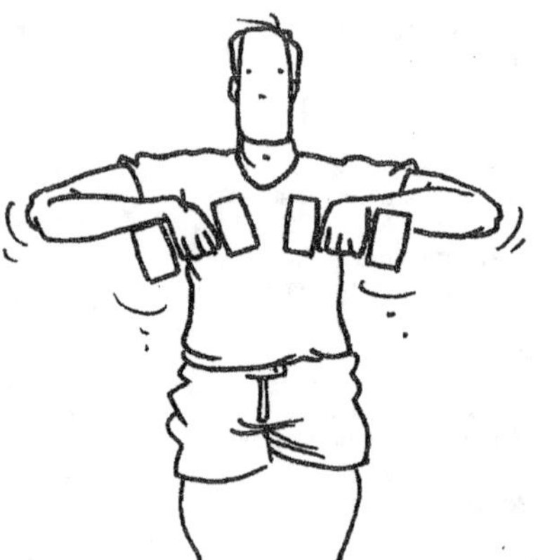

Fig. 2: HOMBROS / ESPALDA

Levante las pesas en línea recta
hasta la altura del pecho abrien-
do los codos hacia los lados.
Vuelva luego a la posición ini-
cial lentamente antes de la
siguiente repetición.

114

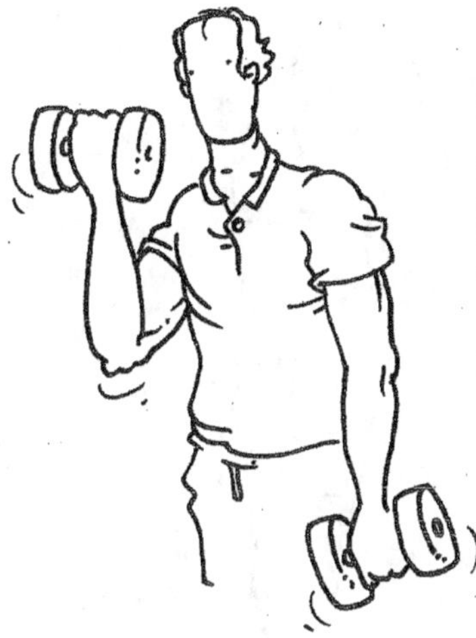

Fig. 3: BICEPS

Levante las pesas flexionando el codo y vuelva a la posición inicial lentamente.
Alterne un brazo y otro

Fig. 4: TRICEPS

Levante la pesa hasta la altura de la cadera flexionando el codo y extiéndalo luego hasta completar el movimiento hacia atrás.
Vuelva lentamente a la posición inicial y repita el movimiento varias veces antes de cambiar de brazo.

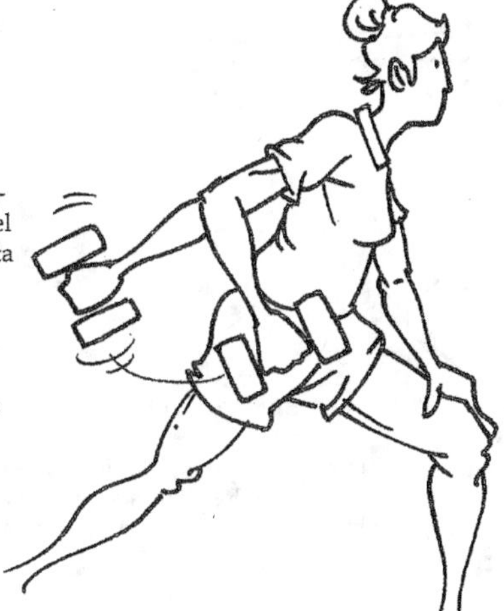

Fig. 5: GEMELOS

Con las pesas en las manos, eleve lentamente
los talones y mantenga la posición unos
segundos antes de volver a la posición inicial.

Repita varias veces.

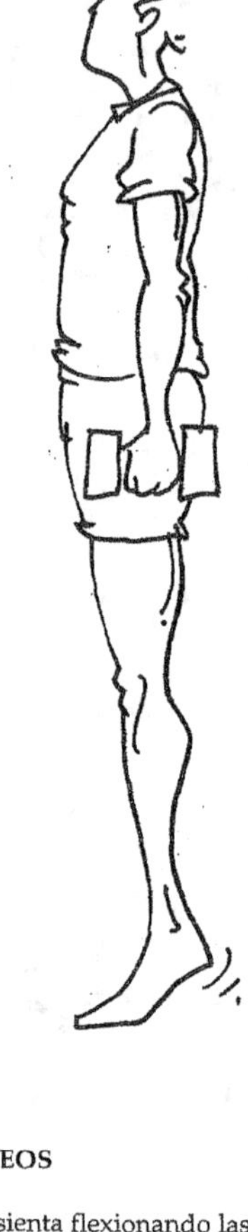

Fig. 6: PIERNAS / GLÚTEOS

Al mismo tiempo que se sienta flexionando las
rodillas, eleve los brazos al frente hasta la altura
de los hombros. Repita despacio varias veces.

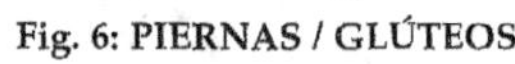

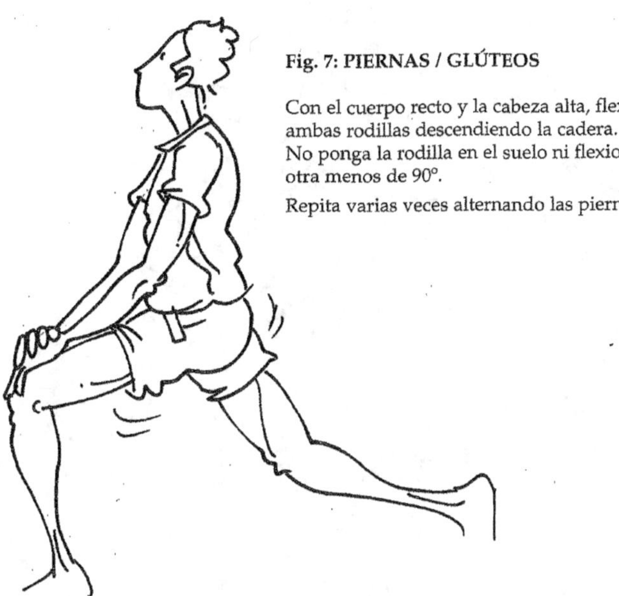

Fig. 7: PIERNAS / GLÚTEOS

Con el cuerpo recto y la cabeza alta, flexione
ambas rodillas descendiendo la cadera.
No ponga la rodilla en el suelo ni flexione la
otra menos de 90°.

Repita varias veces alternando las piernas.

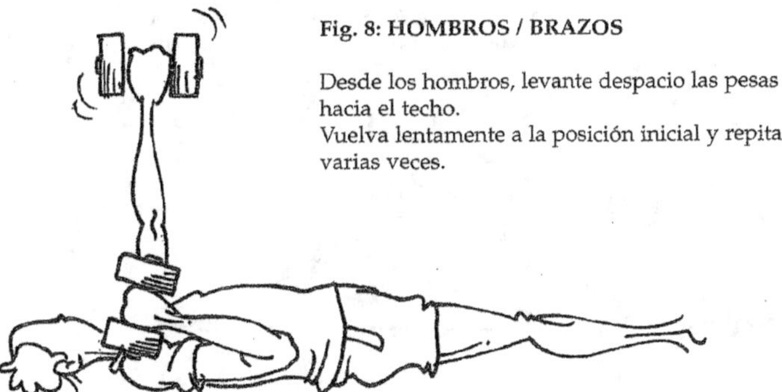

Fig. 8: HOMBROS / BRAZOS

Desde los hombros, levante despacio las pesas
hacia el techo.
Vuelva lentamente a la posición inicial y repita
varias veces.

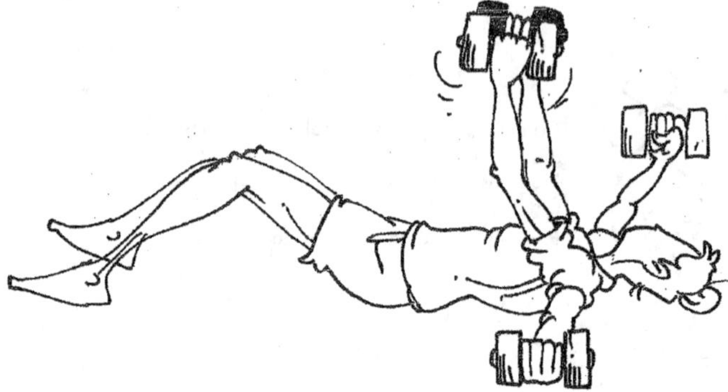

Fig. 9: PECTORALES / BRAZOS

A: empiece con los brazos a los lados y codos ligeramente flexionados.
B: manteniendo los codos ligeramente flexionados, eleve las pesas hasta la altura del pecho. Vuelva a la posición inicial y repita varias veces.

Fig. 10: GLÚTEOS

Levante la cadera unos pocos centímetros del suelo con los pies planos y contrayendo los glúteos. Mantenga la posición durante 2 segundos. Vuelva a la posición inicial lentamente y repita varias veces.

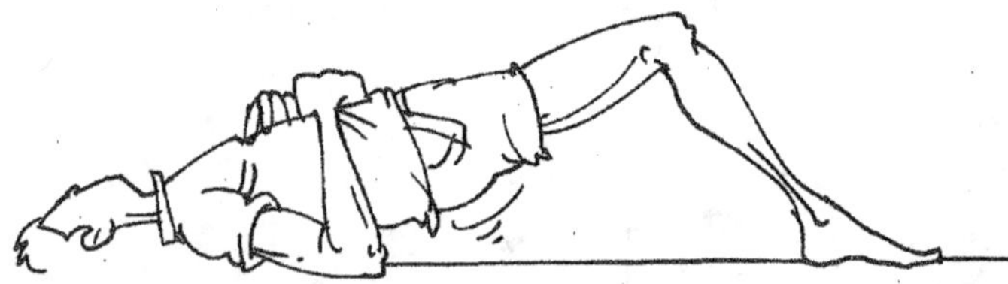

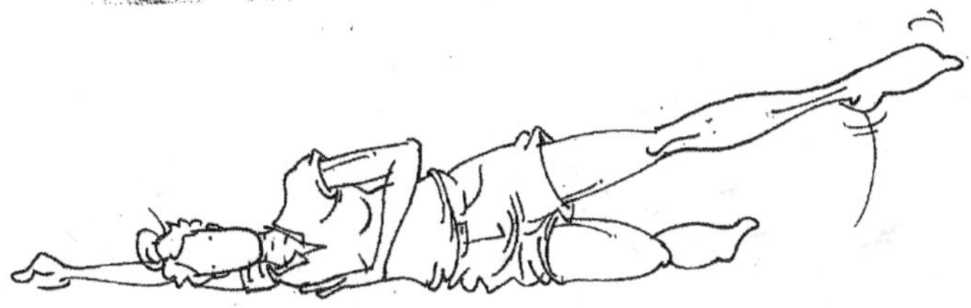

Fig. 11: PIERNAS

Manteniendo el brazo que está en el suelo estirado por encima de
la cabeza y la rodilla correspondiente semiflexionada, eleve la
pierna contraria estirada ligeramente por encima de la cadera.
Mantenga la posición durante 2 segundos. Vuelva lentamente a la
posición inicial y repita varias veces antes de cambiar de lado.

Fig. 12: PIERNAS

Con una pierna flexionada y abdominales
contraídos, eleve la otra pierna estirada
unos centímetros. Vuelva lentamente a la
posición inicial, repita varias veces y cambie
de pierna.

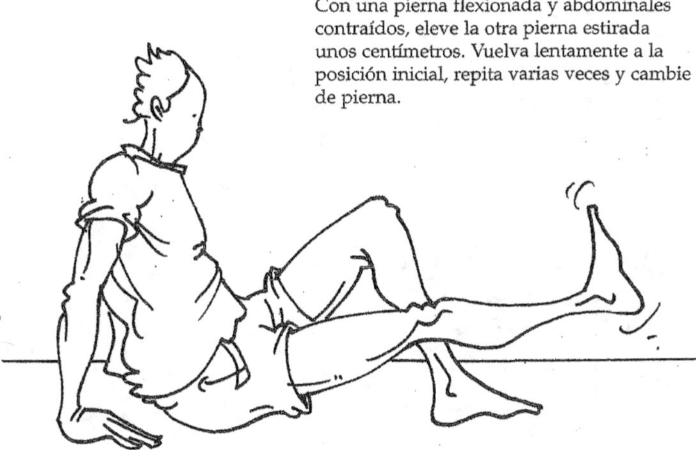

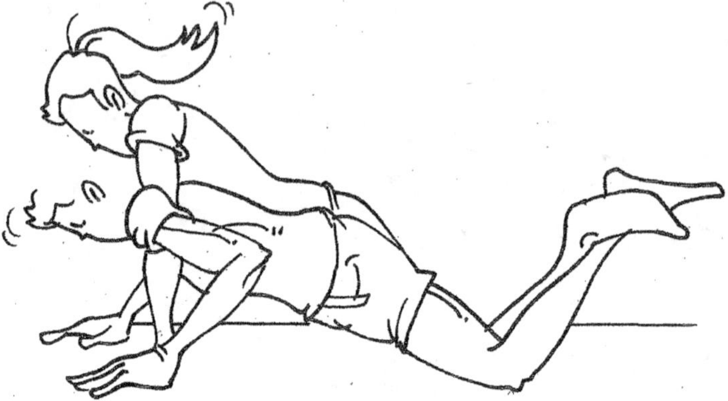

Fig. 13: BRAZOS / PECHO

Mantenga las rodillas juntas en el suelo y los pies cruzados y contraiga los abdominales y glúteos. Flexione los codos para acercar el pecho al suelo. Vuelva a la posición inicial lentamente y repita varias veces.

Fig. 14: GLÚTEOS / PIERNAS

Manteniendo los abdominales contraídos, levante la pierna a la altura de los glúteos. Vuelva lentamente a la posición inicial y repita varias veces antes de cambiar de pierna.

4

EL ESTIRAMIENTO

EL
ESTIRAMIENTO
EL
ESTIRAMIENTO

El estiramiento es el mejor camino hacia la flexibilidad, otro de los elementos fundamentales de la condición física. Desgraciadamente, aunque la mayoría reconoce su importancia, sólo una pequeña parte está dispuesta a dedicarle el tiempo y la atención que se merece. Lo más paradójico es que la actividad cotidiana proporciona innumerables oportunidades para estirar el cuerpo, oportunidades que la mayoría desperdiciamos. Mientras se habla por teléfono, mientras se está sentado trabajando, mientras se va en el autobús, mientras se espera la luz verde de un semáforo se puede uno entretener estirando el cuello, los hombros, los cuádriceps o los gemelos para reducir la tensión y facilitar los movimientos.

Como parte de una rutina de entrenamiento el estiramiento suele casi siempre programarse al principio, durante el calentamiento. Aunque esto es aconsejable y una buena forma de aumentar el rendimiento al mismo tiempo que se disminuyen los riesgos de lesión, no podemos olvidar que el estiramiento es también un importante componente de la vuelta a la calma, e inmediatamente después de terminar una rutina, cuando los músculos están todavía calientes, puede ayudar a evitar la sobrecarga y acelerar la recuperación, especialmente cuando se realizan ejercicios no habituales. La mayoría de los atletas dedican sesiones únicas al estiramiento y muchos estiran durante horas antes de salir a competir.

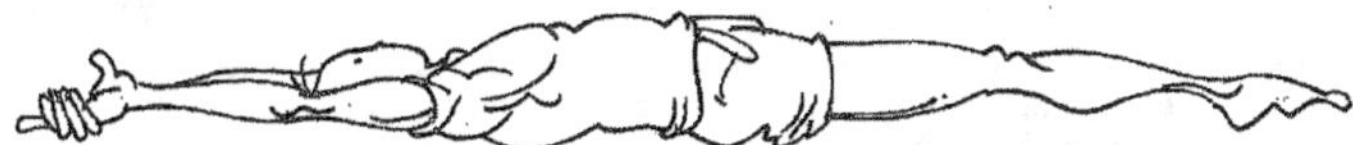

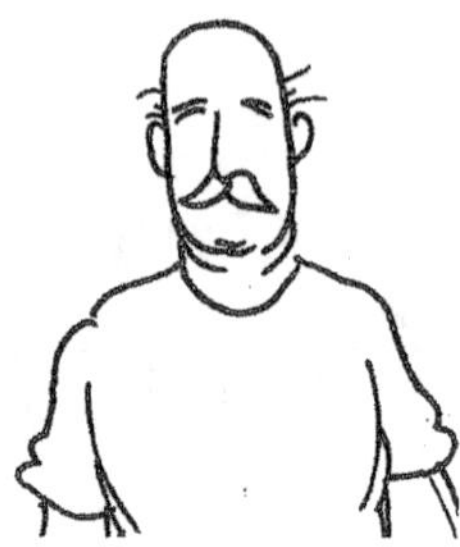

➡ ¿Le cuesta girar el cuello y mirar hacia atrás?

➡ ¿Tiene dificultad en ponerse y atarse los zapatos?

➡ ¿Evita las prendas de vestir que tiene que ponerse por la cabeza o
se abotonan por detrás?

➡ ¿Le es costoso subir los brazos para peinarse?

<u>Los siguientes ejercicios le ayudarán a evaluar mejor su flexibilidad actual.
Caliéntese primero trotando o caminando ligero durante unos minutos:</u>

1. De pie, levante el brazo pegado a la espalda hasta tocarse con los
dedos la paletilla contraria. Repítalo con el otro brazo.
2. De pie, levante el brazo por encima de la cabeza hasta tocarse
con la mano la oreja contraria. Repítalo con el otro brazo.
3. Tumbado boca abajo y con el cuerpo totalmente extendido,
junte y flexione las rodillas hasta tocarse los glúteos con los talones.
4. Tumbado boca arriba, junte y flexione las rodillas hasta tocarse el pecho.
5. Tumbado boca arriba y con el cuerpo totalmente extendido,
levante una pierna hasta ponerla en posición vertical sin doblar
ninguna rodilla.

*(Basado en el **Stanford Medical School Health and Fitness Program**).*

Si consigue realizar todos estos ejercicios, su flexibilidad es aceptable
tanto en la región superior como inferior del cuerpo. Siga practicando
para conservarla.

Si comprueba que tiene dificultad en alguna región en particular,
elabore una rutina adecuada a sus necesidades siguiendo los
consejos que se ofrecen en este capítulo.

122

4.1. El estiramiento paso a paso

El estiramiento no es una actividad complicada, pero hay que tener en cuenta algunas consideraciones básicas y seguir cierto protocolo:

1. Programe el estiramiento diariamente, es la mejor manera de mantener un cuerpo flexible, si no le es posible hágalo al menos tres veces por semana.
2. Empiece por vestirse cómodamente, con ropa amplia que le permita moverse con libertad y adecuada a la temperatura ambiente.
3. Siempre dedique algunos minutos a calentarse antes de empezar con la rutina de estiramiento.
4. Si está solo intente colocarse delante de un espejo, eso le ayudará a adoptar la posición deseada y a realizar los ejercicios correctamente.
5. Nunca fuerce las posiciones hasta sentir dolor, quédese un poquito antes, en el punto en que se nota cierta presión pero no dolor.
6. Recuerde que el estiramiento debe ser siempre suave y progresivo, nunca brusco.
7. Enfóquese en los músculos que está estirando e intente disminuir al máximo el movimiento de los demás.
8. No se olvide de respirar lenta y profundamente mientras realiza cada ejercicio.
9. Tampoco en el estiramiento tenga prisa, pase lentamente de un ejercicio a otro.

El calentamiento

Como decimos, un preámbulo indispensable del estiramiento es el calentamiento. Antes de empezar con una rutina de estiramiento es siempre aconsejable dedicar unos minutos a realizar movimientos rítmicos generales, carrera lenta sobre el propio terreno y ejercicios suaves antes de meterse con los ejercicios específicos.

Después de ese calentamiento general deberá seguirse con unos ejercicios algo más específicos de miembros superiores. Colóquese de pie, con el cuerpo relajado y repita cada movimiento al menos un par de veces.

1. Empiece por el cuello:

Flexione el cuello suavemente hacia un lado, vuelva a la posición de reposos y flexiónelo hacia el otro.

Flexione el cuello suavemente hacia adelante, sin forzar la posición, y vuelva también suavemente a la posición de reposo. Nunca flexione el cuello hacia atrás.

2. Siga con los hombros:

Eleve los hombros subiendo las paletillas y déjelos caer a la posición de reposo. Rote los hombros suavemente primero hacia arriba, luego hacia atrás y finalmente hacia abajo hasta dejarlos en la posición de reposo.

3. Termine por los brazos:

Extienda los brazos al frente y luego hacia atrás todo lo posible pero sin forzar la posición. Extienda los brazos lateralmente hasta colocarlos extendidos encima de la cabeza. Rote los brazos totalmente extendidos hacia adelante y hacia atrás.

4.2. Los tipos de estiramiento

En general existen tres tipos de estiramiento, el estático, el balístico y otro que vamos a llamar facilitado. Cada uno de ellos tiene sus características y técnica particular, y unos son más recomendables que otros.

Estiramiento estático:

Este tipo de estiramiento es el más aconsejado y seguro, según los expertos, y también es el que nosotros recomendamos para las personas mayores porque produce menos sobrecarga muscular y reduce los riesgos de desgarros y lesiones. Es más efectivo cuando se quiere mantener la flexibilidad.

En el estiramiento estático la actividad se concentra en todo el rango de movimiento de un músculo o grupo muscular determinado. Lenta y gradualmente se estira el músculo hasta que se empieza a sentir resistencia y cierta presión, aunque nunca dolor. Esa exacta posición se mantiene durante un tiempo mínimo de entre 5 y 30 segundos. Después de volver a la posición de reposo y relajar se repite el mismo ejercicio un mínimo de 3 veces.

Estiramiento dinámico o balístico:

Al contrario que el estático, el estiramiento balístico consiste en movimientos dinámicos y con rebote. Fisiológicamente, este tipo de acción no tiene gran sentido ya que el estiramiento completo de un músculo sólo es posible cuando el opuesto se relaja. La acción brusca y de rebote puede provocar precisamente lo opuesto, la contracción del músculo antagonista en su intento de evitar el sobreestiramiento. Todo ello no sólo dificulta el estiramiento, sino que aumenta el riesgo de lesiones.

Estiramiento facilitado:

También conocido como facilitación neuromuscular propioceptiva, este tipo de estiramiento se realiza con ayuda de una segunda persona. Aunque es el más efectivo a la hora de aumentar la movilidad y flexibilidad, requiere una mayor técnica, mucho más tiempo de dedicación y produce más molestias y sobrecargas musculares.

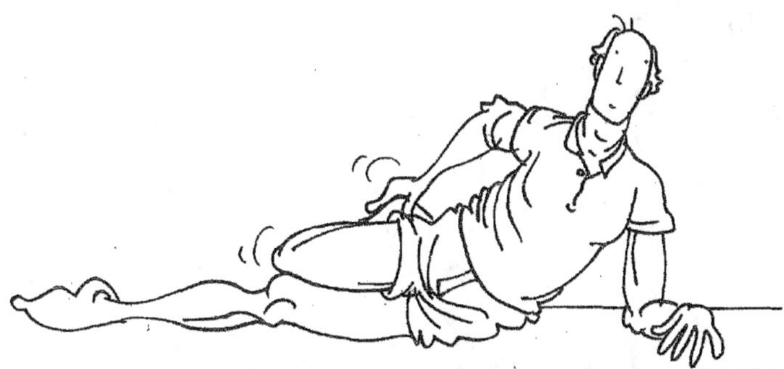

TIPOS DE ESTIRAMIENTO

ESTÁTICO
(recomendable para mantener una buena flexibilidad).
DINÁMICO, BALÍSTICO O CON REBOTE
(No recomendable).
FACILITADO
(Recomendable para mantener y aumentar la flexibilidad).

4.3. La rutina de trabajo

En general, una rutina de estiramiento estático general debe durar entre 15 y 20 minutos. Debe iniciarse como decimos con algunos minutos de calentamiento, seguidos del estiramiento de los grandes grupos musculares, brazos y piernas, y finalizando con los músculos específicos que precisen mayor dedicación.

Recuerde que la flexibilidad es algo muy particular de cada persona, no se sienta acomplejado si no puede llegar tan lejos como otros, siga practicando y no tardará en ver alguna mejora.

4.4. Algunos estiramientos sencillos

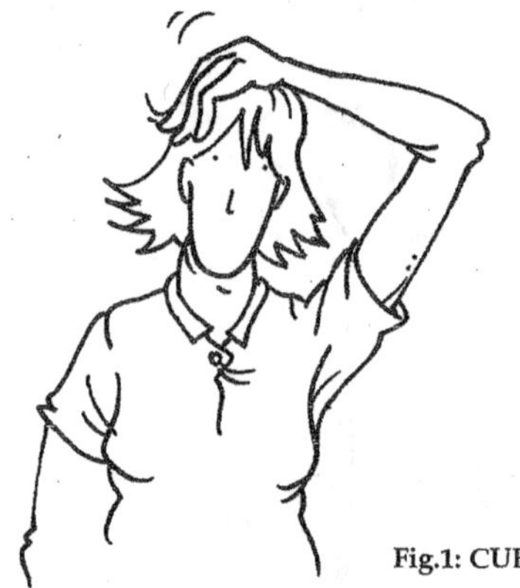

Fig.1: CUELLO

Coloque la mano en la parte lateral izquierda de la cabeza y empújela suavemente hacia el hombro derecho sin elevar este. Mantenga esa posición durante 15-30 segundos y repita por el lado contrario.

Realice el ejercicio varias veces a cada lado

Fig. 2: HOMBROS

Levante ambos brazos por encima de la cabeza,
enlace las manos y fuerce suavemente los brazos
juntos hacia atrás. Cuide de mantener los codos
pegados a la cabeza y los hombros relajados y
caídos.
Mantenga la posición 15-30 segundos, relaje y
repita varias veces.

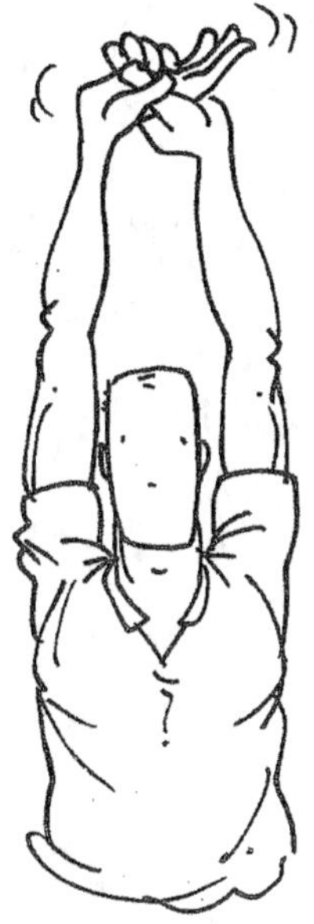

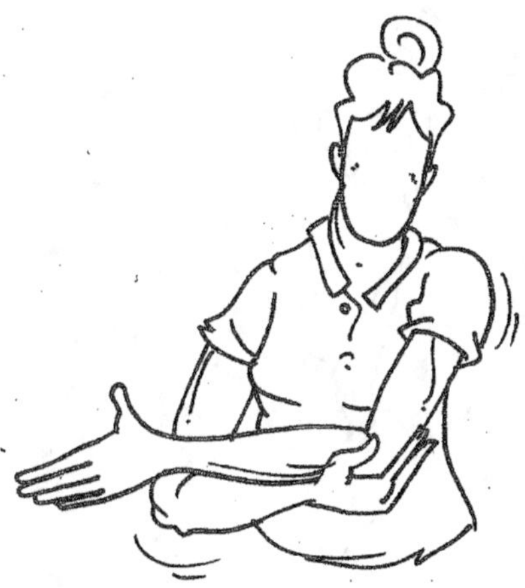

Fig. 3: HOMBROS / ESPALDA

Cruce el brazo derecho por
delante del pecho. Sujetando el
codo con la mano izquierda,
tire hacia atrás suavemente
para estirar el hombro y la
parte alta de la espalda.
Mantenga el movimiento 15-30
segundos, relaje y cambie de
lado.
Repita el movimiento varias
veces en ambos lados.

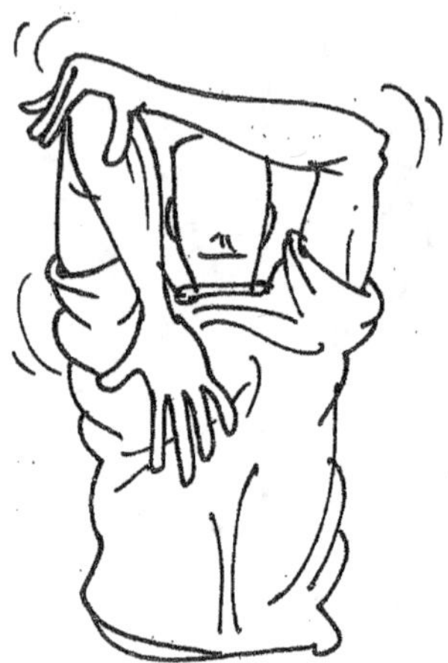

Fig. 4: TRICEPS / HOMBROS

Eleve el codo flexionado por encima de la cabeza y pegado a la oreja. Con la otra mano empuje suavemente el codo hacia la cabeza y atrás hasta tocarse la paletilla con la mano. Mantenga la posición 15-30 segundos, relaje y cambie de lado.

Repita el movimiento varias veces con cada lado.

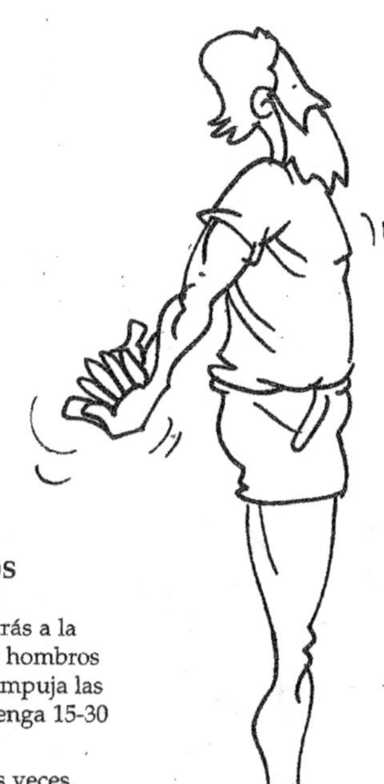

Fig. 5: PECHO / HOMBROS

Entrelace las manos por detrás a la altura de la cintura; rote los hombros y saque el pecho mientras empuja las manos hacia el suelo. Mantenga 15-30 segundos.

Repita el movimiento varias veces.

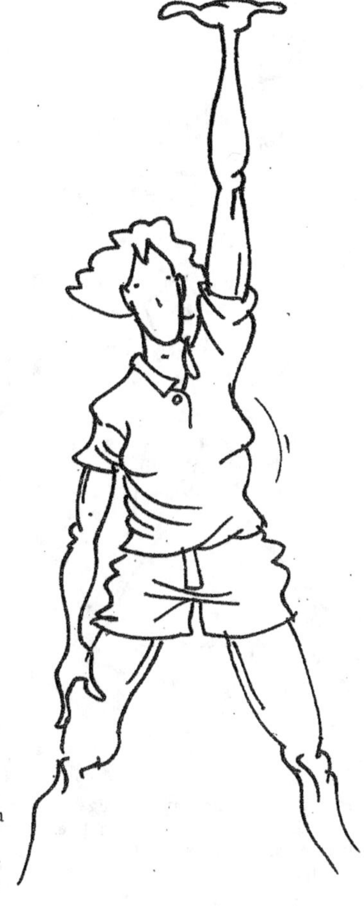

Fig. 6: DORSALES

Eleve el brazo manteniendo la mano contraria en la parte lateral del muslo. Coloque la palma hacia arriba y empuje hacia el techo. Mantenga la posición 15-30 segundos, relaje y cambie de lado.
Repita el movimiento varias veces en cada lado.

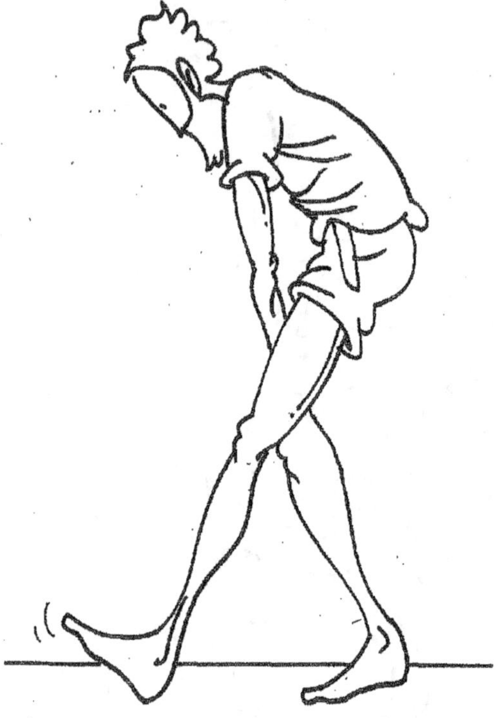

Fig. 7: PIERNAS

Extienda la pierna hacia delante con el pie ligeramente flexionado.
Flexione luego la rodilla contraria e inclínese ligeramente hacia adelante
utilizando las manos como apoyo. Mantenga la posición 15-30 segundos,
relaje y cambie de lado.

Repita el movimiento varias veces en cada lado.

Fig. 7: PIERNAS

Extienda la pierna hacia delante con el pie
ligeramente flexionado. Flexione luego la
rodilla contraria e inclínese ligeramente hacia
adelante utilizando las manos como apoyo.
Mantenga la posición 15-30 segundos, relaje
y cambie de lado.
Repita el movimiento varias veces en cada
lado.

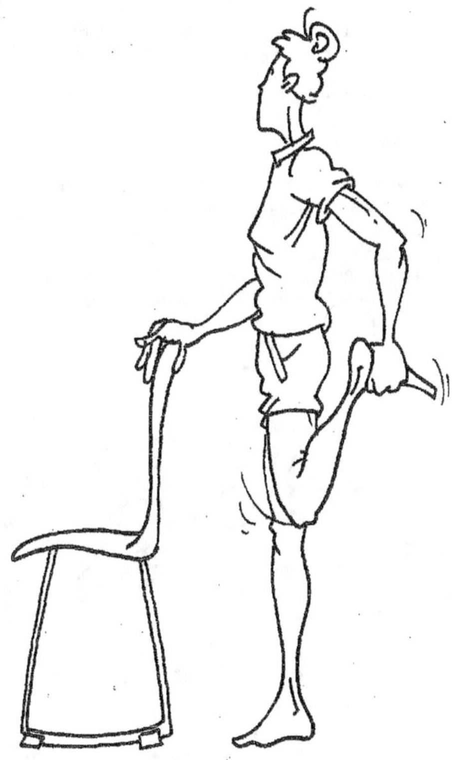

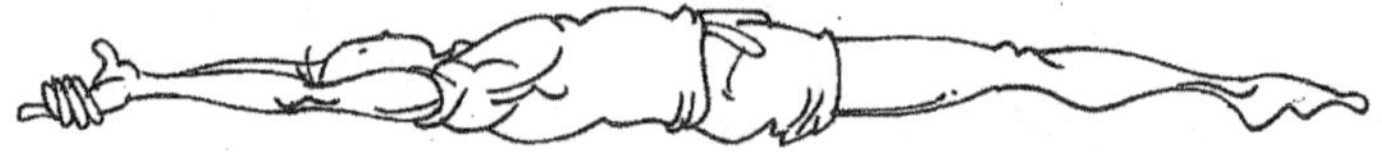

Fig. 9: ESTIRAMIENTO TOTAL

Tumbado boca arriba, estire los brazos por encima de la cabeza y entrelace las manos haciendo presión hacia atrás al mismo tiempo que presiona los pies en sentido contrario. Contraiga los abdominales para proteger la espalda. Mantenga la posición 15-30 segundos y relaje. Repita varias veces.

Fig. 10: OBLÍCUOS

Tumbado boca arriba, flexione y levante las rodillas hacia el pecho. Manteniendo los brazos extendidos en cruz y las manospegadas al suelo, gire luego las rodillas hacia un lado manteniendo la espalda baja pegada al suelo. Mantenga la posición 15-30 segundos, vuelva a la posición inicial y gire al lado contrario. Repita el movimiento varias veces a cada lado.

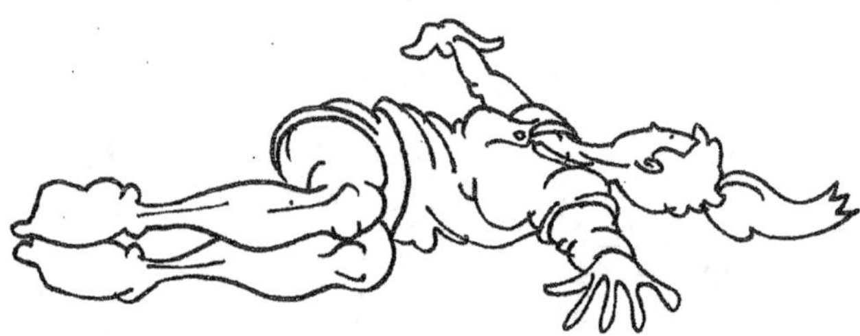

Fig. 11: PIERNAS

Tumbado de lado y con pierna, cadera y
hombros en línea recta, flexione la rodilla
hacia atrás y sujetándose el pie con la
mano del mismo lado, tire suavemente
hacia atrás. Mantenga la posición 15-30
segundos, relaje y cambie de lado.
Repita el movimiento varias veces a cada
lado.

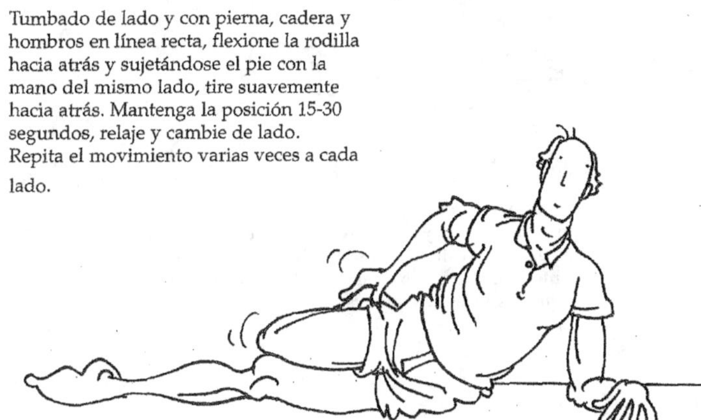

Fig. 12: PIERNAS

Tumbado boca arriba, levante una
pierna estirada mientras mantiene
la otra flexionada y el pie en el
suelo. Sujete el muslo con las
manos y tire suavemente hasta
que note presión en la parte pos-
terior de la pierna. Mantenga la
posición 15-30 segundos, relaje y
cambie de pierna.
Repita el movimiento varias veces
en cada lado.

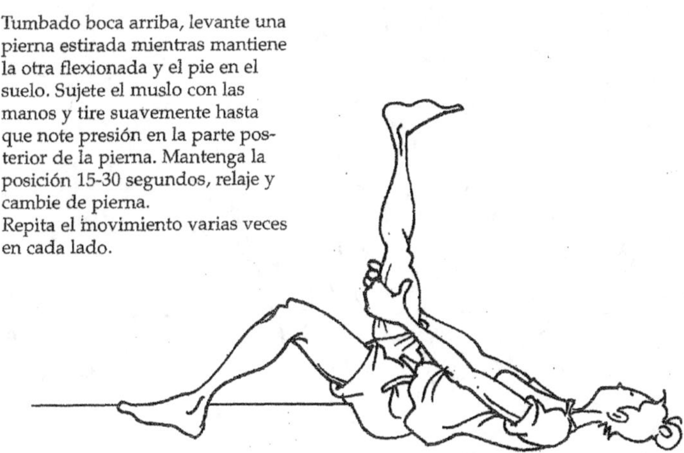

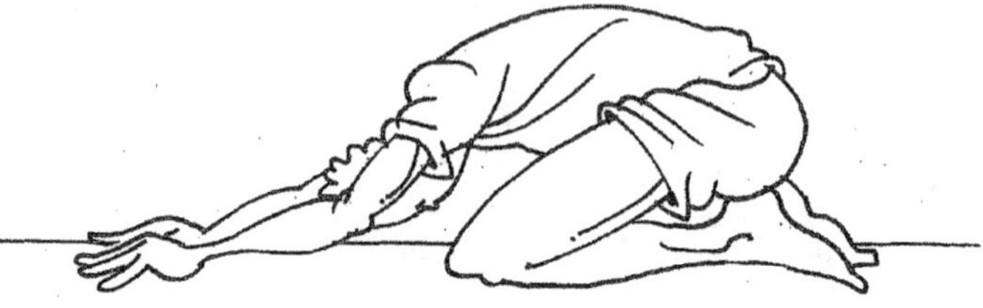

Fig. 13: ESPALDA

De rodillas y sentado en los talones, extienda el cuerpo hacia delante y abajo presionando el pecho contra los muslos y estirando los brazos hacia delante en contacto con el suelo. Mantenga la posición 15-30 segundos, relaje y repita varias veces.

Fig. 14: PIERNAS

Sentado, junte las plantas de los pies y acérquelos al cuerpo. Sujete los tobillos con las manos e inclínese hacia delante manteniendo la espalda recta. Con los codos en la parte interna de la rodilla, presione suavemente hacia abajo hasta que sienta presión

PARTE III
PÓNGASE EN MARCHA
Un programa a la medida

Página en blanco

1 ANTES DE EMPEZAR

ANTES DE EMPEZAR

Los factores de mayor impacto en el proceso de envejecimiento son los cambios que se producen en masa muscular, capacidad aeróbica, metabolismo basal (energía requerida para mantener el organismo en funcionamiento durante el reposo), grasa corporal, tolerancia a la glucosa, colesterol sanguíneo, presión arterial y densidad ósea. Como hemos venido explicando, cada uno de ellos se puede mantener o mejorar mediante la actividad física y el ejercicio. Aunque no tenemos duda de que la mayoría reconoce, después de haber leído los capítulos anteriores, la necesidad de ponerse en movimiento, sabemos también por experiencia que empezar una actividad nueva no es nada fácil, y mucho menos mantenerla. Pero es importante recordar que miles de personas de todas las edades practican actividad física de forma regular y que es posible y beneficioso. Los siguientes capítulos están diseñados precisamente para ayudarle a elaborar un programa a su medida, que pueda mantenerlo durante el resto de su vida. Pero antes de empezar es necesario que considere ciertas recomendaciones.

1.1. ¿Necesita consultar con el médico?

Esta es una de las primeras preguntas que la mayoría de las personas mayores se hacen cuando se deciden a empezar una rutina de actividad física. Desgraciadamente no hay un respuesta universal, que sirva para todos, ya que depende de las circunstancias. Hay especialistas que sistemáticamente recomiendan el examen médico a partir de los 50 años. Otros por el contrario piensan que no es necesario someterse a un reconocimiento detallado cuando la intención es sólo aumentar el nivel de actividad física que se realiza diariamente.

Nuestro consejo es tomar en consideración los siguientes factores:

1. Estado de salud	2. Tipo de enfermedad	3. Intuición personal

1. Estado de salud

Es muy importante determinar el propio estado de salud y actuar luego en consecuencia según el criterio personal. Basándose en la salud del corazón y ciertos factores de riesgo se podrían establecer los siguientes grupos:

- **a)** Personas sin problemas aparentes. Éstas son las que no han sido diagnosticadas de ninguna enfermedad crónica y no tienen más de un factor de riesgo que pudiera comprometer la práctica de actividad física.
- **b)** Personas con riesgo. Las que presentan dos o más factores de riesgo. Dentro de este grupo habrá que considerar también si hay o no otros síntomas de enfermedad crónica.
- **c)** Personas con enfermedad. Aquéllas que han sido diagnosticadas de enfermedad crónica.

FACTORES DE RIESGO QUE FAVORECEN LA APARICIÓN DE ENFERMEDADES CRÓNICAS

Elevados niveles de colesterol en sangre.
Elevada presión arterial.
Abuso de alcohol.
Diabetes.
Uso de tabaco.
Sedentarismo.
Obesidad.

PROCESOS CRÓNICOS MÁS FRECUENTES A PARTIR DE LOS 50 AÑOS

Enfisema y bronquitis crónica.
Asma.
Artritis.
Enfermedad coronaria.
Osteoporosis.
Cáncer.
Dolores lumbares crónicos.
Diabetes.
Depresión.
Problemas circulatorios.
Hipertensión.

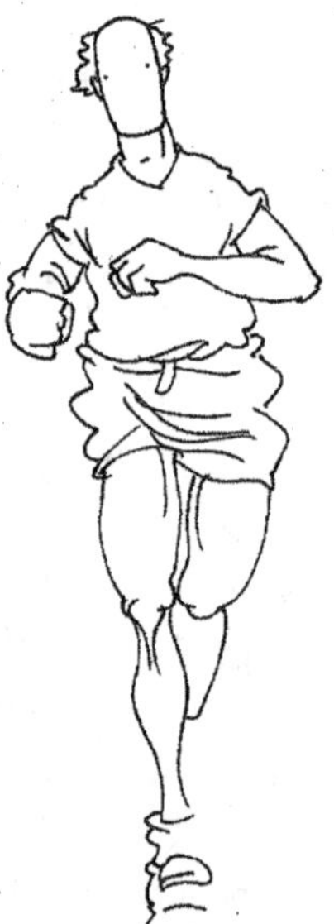

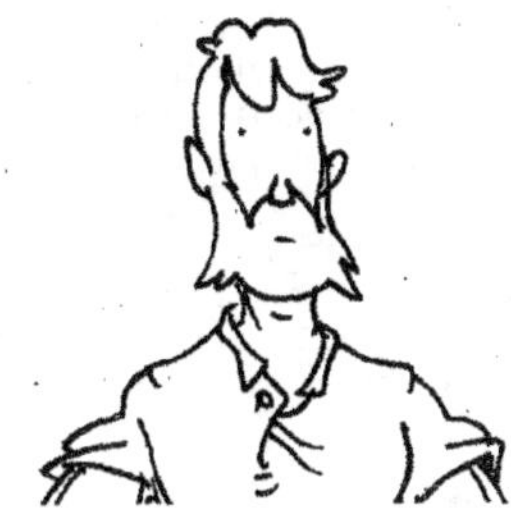

La actividad física y el ejercicio moderado son bastante seguros y no suelen ocasionar problemas.
Si planea aumentar su nivel de actividad física, empiece por contestar las siguientes preguntas.
Lea cada una detenidamente y conteste "SÍ" o "NO".

PREGUNTA	SÍ	NO
1.- ¿Le ha dicho alguna vez el médico que padece alguna enfermedad del corazón y que debe consultar con un especialista antes de hacer cualquier actividad física?		
2.- ¿Siente dolor en el pecho cuando realiza algún esfuerzo físico?		
3.- En el último mes, ¿ha sentido algún dolor en el pecho mientras estaba en reposo?		
4.- ¿Se marea y pierde el equilibrio o se queda inconsciente?		
5.- ¿Tiene algún problema de los huesos o articulaciones que se podría agravar con el ejercicio o la actividad física?		
6.- ¿Toma alguna medicación para la tensión o el corazón?		
7.- ¿Conoce alguna otra razón por la que piense que no debería hacer actividad física?		

Si ha contestado "SÍ" a una o más de las preguntas anteriores, consulte con su médico antes de aumentar su nivel de actividad física. Ello no significa que no pueda hacerlo, sólo que necesita descartar posibles riesgos.
Si ha contestado "NO" a todas las preguntas y cree honestamente que puede empezar, adelante.

(Basado en *Physical Activity Readiness Questionnaire*.
Canadian Society for Exercise Physiology, 1994).

Una vez establecido el estado de salud y los factores de riesgo, el propio criterio puede ayudar a decidir. En general las personas en el grupo A no necesitan en principio ninguna consulta especial y sólo deben en caso de presentar un factor de riesgo controlar su reacción al ejercicio. Tampoco necesitan nada especial las personas menores de 65 años sin enfermedad del corazón, hipertensión o problemas de huesos y articulaciones. En otros casos, la decisión podría ser algo menos clara y se podría recurrir a otras evaluaciones. La Sociedad Canadiense de Fisiología del Ejercicio recomienda una autoevaluación de síntomas y enfermedades para decidir si existe algún riesgo y si es necesario consultar con el médico antes de empezar cualquier programa de ejercicio.

2. Tipo de enfermedad

Si usted es una persona sin problemas aparentes, lo único que necesita es prepararse para empezar su actividad siguiendo todos los consejos que hemos venido ofreciendo en capítulos anteriores y los que incluiremos más adelante. Si por el contrario tiene alguna enfermedad crónica o factor de riesgo importante, necesita recapacitar algo más sobre el tipo e intensidad de la actividad. Las enfermedades crónicas, las que nunca terminan de solucionarse, son más frecuentes a partir de los 50 años. Aunque el calificativo de crónicas hace a muchos automáticamente asumir que conlleva un estado limitado, la mayoría de estas enfermedades no previenen la práctica de actividad física habitual y por el contrario sí pueden beneficiarse de ella. Hoy se sabe, por ejemplo, que las personas que tienen un infarto aumentan muchísimo su riesgo de sufrir un segundo ataque, pero que un programa de actividad física moderada reduce ese riesgo de repetición considerablemente. En resumen, padecer alguna enfermedad crónica no es una excusa sino un motivo más para ponerse en movimiento.

Aunque la última palabra la tiene su médico y usted mismo, considere las siguientes recomendaciones si ha sido diagnosticado de alguno de los siguientes procesos crónicos que se incluyen a continuación:

Enfermedad coronaria:

Las arterias coronarias proporcionan sangre al corazón y hacen posible su funcionamiento, es por ello que es tan importante que estén en buen estado. Padecer una enfermedad coronaria puede limitar la capacidad del corazón para soportar ciertas actividades físicas, pero no equivale a tener que llevar una vida sedentaria. Eso sí, habrá que tomar ciertas precauciones:

* Sométase a una evaluación médica completa. Una prueba de esfuerzo será posiblemente el recurso al que su especialista recurrirá para saber el nivel de intensidad que su corazón está preparado para soportar sin problemas. Una vez establecido ese nivel le conviene programar la rutina de actividad con la ayuda de su médico y empezar sin demora.

* Recuerde que incluso si ha sufrido un infarto o una operación de corazón, el ejercicio está muy indicado. Los programas de rehabilitación cardíaca suelen prolongarse durante al menos 3 meses e incluir ejercicio aeróbico y de resistencia muscular para seguir luego con una rutina para toda la vida.

* Evite cualquier actividad en condiciones extremas de temperatura, humedad, altitud o tensión.

Hipertensión:

Aunque la presión arterial varía de persona a persona y de momento a momento, se considera que la presión ideal debe estar por debajo de 120/80 milímetros de mercurio (mm Hg). Cuando la presión se mantiene persistentemente más alta de 140/90 se dice que hay hipertensión.

El ejercicio es igualmente una de las armas terapéuticas que hoy existen para la prevención y tratamiento de la hipertensión, pero tenga en cuenta lo siguiente:

* Si padece de hipertensión extrema (por encima de los 180/110 mm Hg) la medicación es el primer tratamiento de elección y su médico es el que debe establecer cuándo su presión está controlada y cuándo empezar con la actividad física.
* Ejercicios aeróbicos, como la natación, el ciclismo o el caminar, previenen la hipertensión y ayudan a controlarla.
* Evite ejercicios de fuerza con peso elevado. Aunque el entrenamiento de fuerza no necesariamente debe eliminarse, sí es conveniente realizar ejer cicios con poco peso y con continuo control de la tensión arterial.

Diabetes:

Como ya hemos repetido varias veces, el ejercicio no sólo previene sino que ayuda a controlar la diabetes al facilitar la pérdida de peso corporal y el control del azúcar en sangre. Dos son las precauciones principales que los diabéticos necesitan tomar con relación al ejercicio:

* Controlar el nivel de glucosa en sangre para asegurarse de que no se produce una hipoglucemia durante o después de la actividad física o el ejercicio.
* Procurar no ayunar por periodos largos de tiempo tanto antes como después del ejercicio. Tenga siempre a mano algún alimento.

Tomando estas sencillas precauciones el diabético podrá realizar prácticamente cualquier actividad o ejercicio físico.

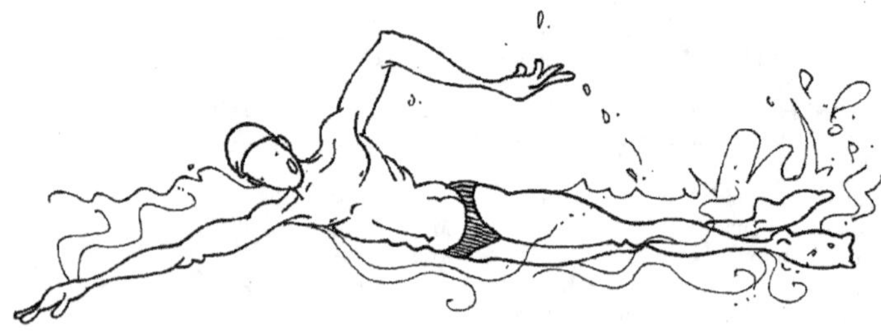

Cáncer:

La mayoría de los pacientes de cáncer se pueden beneficiar del ejercicio tanto en
el ámbito físico como mental, y en ciertos tipos el ejercicio será parte de las activi-
dades de rehabilitación. Aunque el programa más adecuado dependerá del tipo y
localización del cáncer, siga las siguientes recomendaciones generales:

* Busque actividades que le produzcan satisfacción y relajamiento.
* Cualquier actividad aeróbica le ayudará a fortalecer su sistema inmuno
  lógico, algo que nunca viene mal a un paciente de cáncer.
* No se acompleje, el cáncer es una enfermedad como cualquier otra.

Artritis (osteoartritis):

La artritis que más frecuentemente afecta a las personas mayores se produce
como consecuencia de la degeneración de los tejidos que recubren los extremos de
los huesos, y es por ello que las articulaciones se inflaman y el movimiento se difi-
culta. Se ha comprobado que la mayoría de las pacientes de artritis pueden contro-
lar mejor el dolor y la degeneración articular siguiendo un programa de ejercicio.
Tome en consideración lo siguiente:

* Procure seguir un programa completo y variado que incluya diferentes
  actividades como natación, flexibilidad y resistencia muscular.
* Evite actividades que carguen excesivamente las articulaciones, como el
  aeróbic y la carrera.
* Eluda cualquier actividad que cause dolor o molestia excesiva.
* Consulte con un fisioterapeuta si necesita ayuda para establecer su
  programa de ejercicio.

Osteoporosis:

El ejercicio también previene la osteoporosis y ayuda en el tratamiento de esta enfermedad de los huesos. Ciertas actividades están indicadas como parte de la rehabilitación de fracturas y lesiones producidas por la enfermedad. En general se ha comprobado que:

* Los ejercicios en los que se desplaza el propio peso corporal (como cami nar o correr) producen mayor beneficio. El movimiento corporal con car gas (chalecos lastrados, etc.) y el entrenamiento de fuerza están particu larmente recomendados en las personas con osteoporosis.
* Evite toda actividad que concentre excesiva tensión en cualquier zona debilitada por la enfermedad.

Varices y procesos circulatorios periféricos:

Los problemas de circulación son también muy frecuentes entre las personas más mayores. Estos pacientes necesitan consultar con el especialista y someterse a una evaluación minuciosa ya que en muchos casos estos procesos suelen ir acompañados de enfermedad coronaria. En general, los problemas de la circulación periférica se pueden beneficiar de un programa de actividad física que tenga en cuenta lo siguiente:

* Cualquier ejercicio aeróbico que movilice los miembros inferiores puede reducir el dolor y las molestias producidos por problemas de circulación periférica. La bicicleta o el caminar pueden resultar muy útiles en estos casos.
* Evite actividades que requieran permanecer de pie e inmóvil.
* Evite ejercicios de fuerza que produzcan una elevación de la presión arterial.

3. Sentido común:

Una vez que ha evaluado su estado de salud y recapacitado sobre el tipo y nivel de actividad que mejor podría cubrir sus necesidades, el sentido común pasa a ser el verdadero protagonista. No olvide que nadie conoce el propio cuerpo mejor que uno mismo, y que el organismo tiene sus mecanismos de alerta para avisar que algo le está afectando negativamente. En el caso del ejercicio, una técnica defectuosa o un nivel de intensidad excesivo se va a traducir en dolor, lesiones o cansancio prolongado que no será sino la llamada de atención de que la actividad no está produciendo los efectos deseables.

LOS SÍNTOMAS DEL EJERCICIO	
NORMAL	**ANORMAL**
Pulso acelerado.	Dolor en el pecho y otras zonas.
Palpitación percibida en el pecho.	Palpitaciones irregulares.
Respiración profunda.	Falta de respiración.
Respiración acelerada.	Confusión mental.
Sudoración.	Náusea.
Cierto cansancio.	Fatiga extrema.

Recuerde que el viejo dicho "si no duele no sirve" es un mito sin sentido.
Ni la actividad física ni el ejercicio han de producirle dolor o molestia, sino por el contrario deben ayudarle a sentirse mejor y disfrutar de ese tiempo de ocio.

1.2. En caso de enfermedad aguda

Las infecciones son el tipo más frecuente de enfermedad aguda. Unas son más leves, como las gripes y resfriados, y otras pueden llegar a ser más serias en personas mayores, como las intoxicaciones alimentarias o las neumonías. Este tipo de procesos aparece de pronto y dura mientras el agente causante está activo en el organismo.

Las personas mayores son en general más propensas a sufrir enfermedades agudas y cuando se producen el organismo tiene que dedicar más energía para combatirlas primero y recuperarse después. Es por ello que tenemos que recomendar descanso y reposo a los más mayores en caso de un cuadro agudo, sobre todo cuando va acompañado de fiebre, variaciones bruscas de temperatura y malestar general. Si el caso es más leve, como un resfriado común sin ninguno de los síntomas mencionados anteriormente, la actividad física moderada puede incluso servir de tratamiento al estimular la respiración y activar el metabolismo.

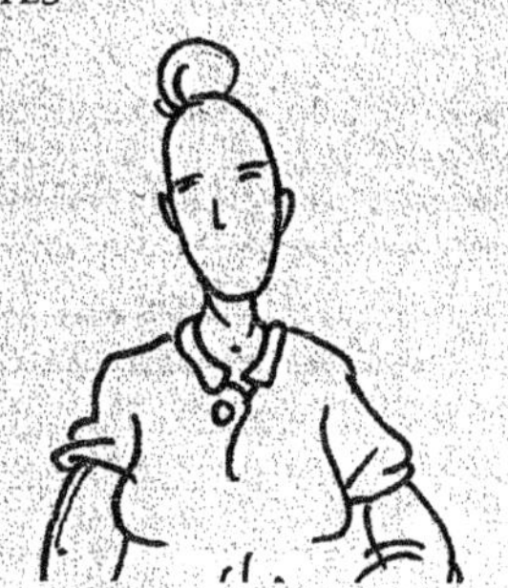

Es importante en caso de enfermedad aguda, prestar atención al propio organismo, no forzarlo bajo ninguna circunstancia y esperar a que todo vuelva a la normalidad antes de seguir el programa establecido. Si se ve forzado a dejar la actividad durante algunos días o semanas, reincorpórese a su rutina poco a poco, comenzando con un nivel inferior al habitual y aumentando progresivamente tanto el tiempo de actividad como la intensidad hasta volver al nivel anterior. No olvide tampoco que ciertos medicamentos pueden ocasionar efectos secundarios que interfieren con la práctica de actividad física.

1.3. Prevenga la lesión

Las lesiones son la consecuencia de una práctica inadecuada. Si toma todas las precauciones necesarias, la posibilidad de hacerse daño mientras practica una actividad física es mínima, pero en cualquier caso hay que estar preparado, y recuerde que más vale prevenir que curar. Otro asunto es el material, lo que incluye no sólo la bicicleta o la raqueta, sino la ropa, el calzado y cualquier aparato que vaya a utilizar en casa o en el gimnasio.

El protocolo

La mejor prevención es seguir las reglas ya mencionadas, es decir, calentar y estirar primero durante unos minutos, empezar la actividad despacio e ir aumentando el ritmo lentamente y volver a la calma de forma progresiva.

La ropa

El vestido no tiene que suponer un obstáculo a la respuesta natural del organismo al ejercicio. Mientras realice su actividad, su cuerpo necesitará transpirar y la ropa debe facilitar la eliminación del sudor. El algodón, por ejemplo, se empapa pero no se seca con rapidez en ambientes fríos y húmedos. Otras fibras termales que absorben y evaporan más fácilmente son más aconsejables como primera capa de ropa en invierno. En verano la ropa debe proteger del sol, aunque lo mejor que se puede hacer es evitar salir en las horas del mediodía y ponerse siempre cremas protectoras del número 15 como mínimo.

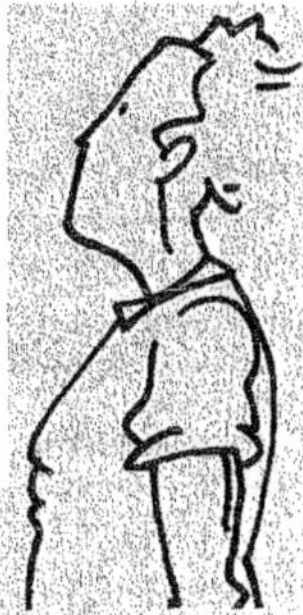

10 CONSEJOS PARA UN EJERCICIO SEGURO

1. Sea cual sea su nivel, nunca se sobrepase.
2. Controle siempre sus movimientos.
3. Use calzado adecuado.
4. Caliente siempre al principio y vuelva progresivamente a la calma.
5. Aumente la intensidad de forma progresiva.
6. Nunca se olvide de estirar (sin rebotes).
7. Observe su forma y postura.
8. Evite el aeróbic de alto impacto.
9. Manténgase bien hidratado antes, durante y después del ejercicio.
10. Escuche su cuerpo y no ignore sus reacciones.

Sea cual sea la actividad que realice, el calzado tendrá mucho que decir a la hora de prevenir las lesiones. Los pies tienen que soportar el impacto del peso del cuerpo al andar, correr, saltar o moverse aeróbicamente. Aunque a muchas personas mayores no le atraen las zapatillas de deporte, no hay duda que es la mejor opción si la intención es hacer algo más que caminar, y la elección de un buen par es hoy mucho más sencilla gracias a la variedad disponible en las tiendas especializadas. Lo ideal es optar por un modelo que haya sido diseñado específicamente para la actividad a realizar, ya que los soportes y el material utilizado serán más adecuados. Es importante recordar que con el uso diario incluso el mejor par perderá gran parte de su poder de absorción de impacto en cuestión de pocos meses. Si a pesar de nuestra recomendación todavía no se anima con ese tipo de calzado y sólo pretende caminar, lleve al menos un zapato de tipo deportivo, sin tacón, con almohadillado interior y que proporcione cierto soporte.

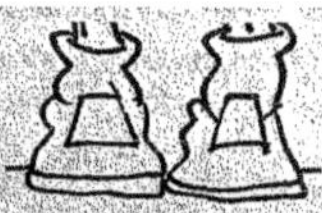

EL CALZADO IDEAL
A LA HORA DE ELEGIR EL CALZADO DE DEPORTE, RECUERDE:

1. Ajuste y comodidad.
Asegúrese que no está ni muy ajustado ni muy suelto, que queda suficiente espacio entre la punta y los dedos y que no hay ningún punto de presión.

2. Suela adecuada.
Pruébelo en una superficie parecida a la que tendrá durante su actividad y compruebe que no se pega ni se resbala, y que le permite girar y moverse con libertad y seguridad.

3. Estabilidad.
Obsérvese los pies descalzos y mire si tiende a rotarlos hacia adentro o hacia afuera mientras está de pie. Elija un calzado que le dé soporte en la parte interna o externa de forma que el pie siga alineado con el eje de la pierna.

4. Flexibilidad.
Compruebe que es un calzado flexible, con arreglo a los movimientos que los pies realizarán durante la actividad.

5. Almohadillado.
Muévase y salte por la tienda para asegurarse que es un calzado cómodo y con poder de absorción interior.

Con la enorme variedad de aparatos de ejercicio disponibles hoy día, parece casi inevitable el que nos veamos algún día encima de una bicicleta estática o una cinta sin fin. Aunque la mayoría de estos aparatos son bastante seguros, es importante recordar que también con ellos hay que seguir el principio de la resistencia progresiva que hemos venido repitiendo para todas las actividades: empezar suave y aumentar el nivel de intensidad de forma progresiva. También aquí hay que pensar en el calentamiento, el estiramiento y la vuelta progresiva a la calma.

10 CONSEJOS PARA UN EJERCICIO SEGURO

1. Sea cual sea su nivel, nunca se sobrepase.
2. Controle siempre sus movimientos.
3. Use calzado adecuado.
4. Caliente siempre al principio y vuelva progresivamente a la calma.
5. Aumente la intensidad de forma progresiva.
6. Nunca se olvide de estirar (sin rebotes).
7. Observe su forma y postura.
8. Evite el aeróbic de alto impacto.
9. Manténgase bien hidratado antes, durante y después del ejercicio.
10. Escuche su cuerpo y no ignore sus reacciones.

1.4. No se olvide del agua

El ejercicio produce una pérdida considerable de líquido que necesita ser repuesto. Beber antes, durante y después de la actividad incluso si no siente sed, es uno de los detalles que no se pueden olvidar. En general, intente seguir las siguientes recomendaciones, sobre todo cuando la temperatura es alta:

* Procure beber un par de vasos de líquido durante las 2 horas previas al ejercicio y otro vaso entre 15 y 20 minutos antes. Durante la actividad beba algunos tragos cada 15 minutos.

* Después del ejercicio siga bebiendo hasta reponer todo el líquido perdido. Beba medio litro por cada medio kilo perdido durante la actividad (lo que puede averiguar pesándose antes y después).

* Recuerde que el agua es siempre importante, pero incluso más si su pérdida por transpiración y respiración es mayor a la normal, como ocurre cuando se realiza ejercicio.

Otra cuestión es el tipo de líquido que es más conveniente. En realidad, el agua fresca se ha considerado durante décadas la bebida ideal del atleta ya que se absorbe mejor que otras. Últimamente, sin embargo, se ha estado insistiendo en las ventajas de ciertas marcas comercializadas como bebidas para deportistas que contienen carbohidratos (azúcares), sodio, potasio y otros minerales. Aunque en ciertas especialidades deportivas de larga duración y alto nivel esto pudiera resultar ventajoso, para las actividades que hemos venido recomendando aquí no vemos la necesidad de recurrir a ningún tipo de bebida especial. Es más, si se quiere se puede mezclar una parte de zumo de fruta y tres de agua para obtener una bebida muy similar a las que venden, y por mucho menos dinero.

SU PLAN DE ACCIÓN

SU PLAN DE ACCIÓN

Tanto si se es un principiante como si ya se tiene cierta experiencia en esta cuestión del ejercicio, es útil y aconsejable saber evaluarse de forma periódica. Ello facilitará dos cosas muy importantes: 1) poder establecer metas y objetivos realistas, adaptados a las necesidades particulares de uno, y 2) percatarse del progreso conseguido o no. Varios estudios de investigación han comprobado que las personas que son capaces de seguir objetivamente el progreso de su actividad tienen más posibilidad de éxito que las que no se preocupan de autoevaluarse.

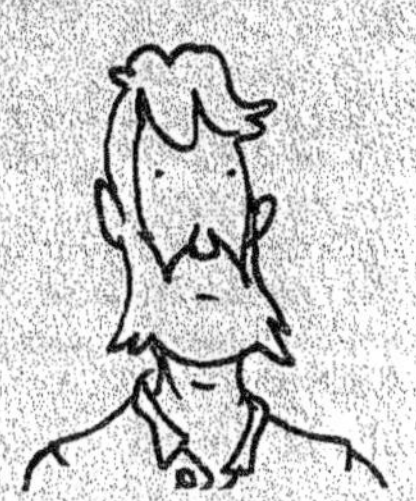

La eterna cuestión de muchos es por dónde empezar. Basándonos en estudios recientes con personas mayores, le proponemos el siguiente esquema de acción:

2.1. Primer paso: Autoevaulación

La autoevaluación de su nivel actual de actividad es como decimos el primer
paso en su camino hacia una vida más activa. Para ello puede recurrir a una eva-
luación subjetiva según la clasificación que establecemos a continuación:

NIVEL DE ACTIVIDAD. Recuerde que es importante para usted tener una
idea bastante aproximada de su nivel de actividad física siguiendó un criterio rea-
lista y objetivo:

Nivel 1: Sedentario.
La persona que permanece la mayor parte del día sentada, no tiene res-
ponsabilidades que requieran actividad física y se mantiene casi siempre inactiva
durante su tiempo de ocio.

Nivel 2: Físicamente ocupado.
La persona que tiene ciertas responsabilidades que la mantienen física-
mente algo activa o entretiene su tiempo de ocio en actividades y quehaceres que
requieren ligera actividad física.

Nivel 3: Físicamente activo.
La persona que además de mantenerse activa en sus quehaceres diarios rea-
liza 30 minutos de actividad física moderada la mayoría de los días de la semana.

Nivel 4: En forma.
La persona que se mantiene activa en sus quehaceres diarios y realiza al
menos 30 minutos de ejercicio aeróbico 3 o más veces por semana.

Nivel 5. En óptima forma.
La persona que se mantiene activa en sus quehaceres diarios, realiza al
menos 30 minutos de ejercicio aeróbico la mayoría de los días de la semana e inclu-
ye ejercicios de estiramiento y fuerza de forma regular.

Clasifíquese ahora según su nivel de actividad actual. De acuerdo con algunos
estudios, hay una tendencia generalizada a sobrevalorar el nivel de actividad que
uno realiza diariamente, intente por ello ser razonable y objetivo en su estimación,
y básela en lo que realmente hace ahora mismo, no en lo que piensa o sueña que
puede llegar a hacer.

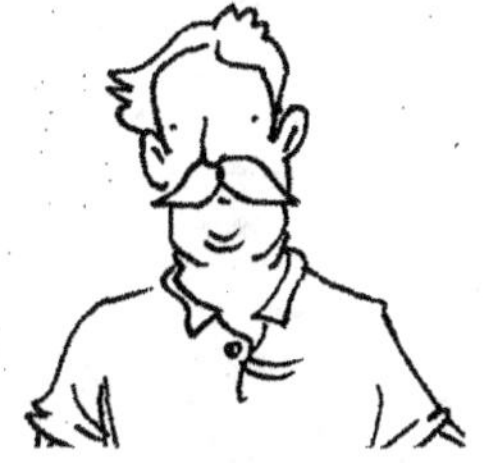

¿Realiza al menos 30 minutos de ejercicio aeróbico con ejercicios de
fuerza y estiramiento un mínimo de 3 veces por semana?

NO   SI ——▶ **EN ÓPTIMA FORMA**   NIVEL 5

¿Realiza al menos 30 minutos de ejercicio aeróbico
un mínimo de 3 veces por semana

NO   SI ——▶   **EN FORMA**   NIVEL 4

¿Realiza al menos 30 minutos de actividad física moderada
la mayoría de los días de la semana?
(caminar, pasear en bici, nadar suavemente...)

NO   SI ——▶ **FISICAMENTE ACTIVO**   NIVEL 3

¿Se mantiene físicamente activo con sus quehaceres diarios?

NO   SI ——▶ **FISICAMENTE OCUPADO**   NIVEL 2

¿Permanece la mayor parte del día sentado y sin moverse?

       SI ——▶   **SEDENTARIO**   NIVEL

GASTO CALÓRICO. Otra forma de autoevaluar su nivel de actividad física es estimando el gasto calórico.

GASTO CALÓRICO CON DIFERENTES ACTIVIDADES COTIDIANAS (en una persona de 70 kilos)

ACTIVIDAD/CALORÍAS GASTADAS (30 min)

Actividad	Calorías
Sentado / tumbado	30 – 40
Mirar TV / leer	50 – 60
Escribir a mano / a máquina	60 – 80
Juegos de mesa	70 – 80
Cocinar	80 – 90
Pasar el aspirador	90 – 95
Pasear	90 – 110
Barrer / fregar	100 – 150
Pintar / reparaciones	120 – 150
Subir escaleras	150 - 200

Ciertos estudios han comprobado que los mayores beneficios para la salud se empiezan a obtener a partir de un gasto de 1000-1500 kilocalorías semanales en actividad física. La siguiente tabla le ayudará a clasificarse según su gasto calórico semanal (el gasto energético se expresa en kilocalorías o calorías, que aunque no son exactamente lo mismo, a escala general se utilizan indistintamente):

A	Gasta menos de 500 kilocalorías semanales en actividad física.
B	Gasta entre 500 y 1000 kilocalorías semanales en actividad física.
C	Gasta entre 1000 y 1500 kilocalorías semanales en actividad física.
D	Gasta entre 1500 y 2500 kilocalorías semanales en actividad física.
E	Gasta más de 2500 kilocalorías semanales en actividad física.

Si necesita concretar un poquito más sobre cuál es su nivel de actividad o gasto calórico, nuestro consejo es que recapacite sobre las distintas actividades que realiza diariamente: ¿cuánto tiempo pasó sentado?, ¿cuántas veces subió y bajó las escaleras?, ¿cuántos minutos caminó? Estas son preguntas que usted necesita responder. Recuerde que mientras está sentado o estático esperando el ascensor, su organismo gasta sólo entre 1 y 2 kilocalorías por minuto, mientras que cuando se decide a moverse o subir las escaleras su gasto energético se eleva hasta 8 ó 9 kilocalorías por minuto. Obviamente, las pequeñas actividades cotidianas pueden significar una gran diferencia en términos de gasto energético diario.

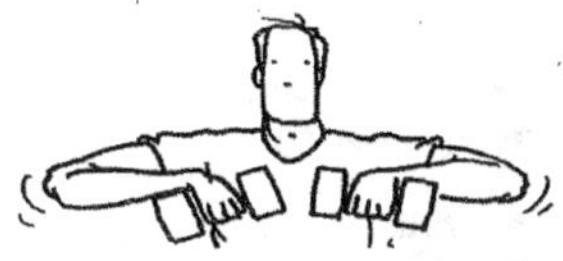

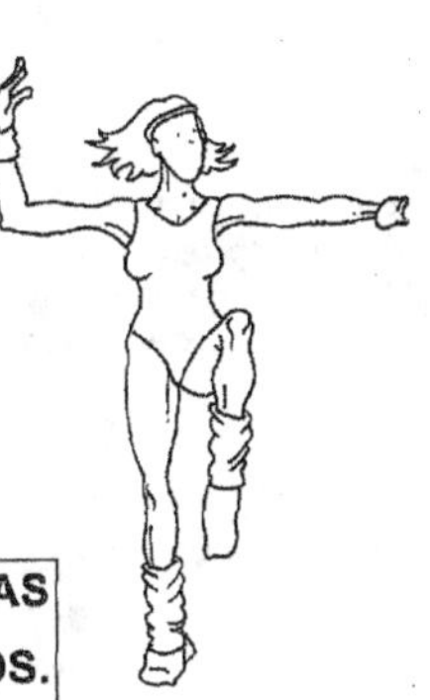

ACTIVIDAD	CALORÍAS GASTADAS EN 30 MINUTOS.
Golf	130 – 140
Yoga	110 – 120
Caminar ligero	130 – 150
Pasear en bicicleta	140 – 150
Nadar suavemente	150 – 180
Aerobic (de bajo impacto)	150 – 180
Natación	200 – 220
Pesas	200 – 220
Montañismo	200 – 260
Fútbol	200 – 400
Tenis	220 – 240
Baloncesto	250 – 400
Ciclismo	300 – 350
Carrera continua	350 – 500

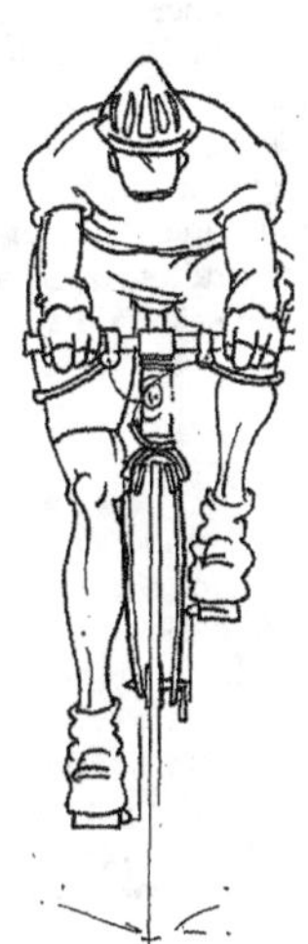

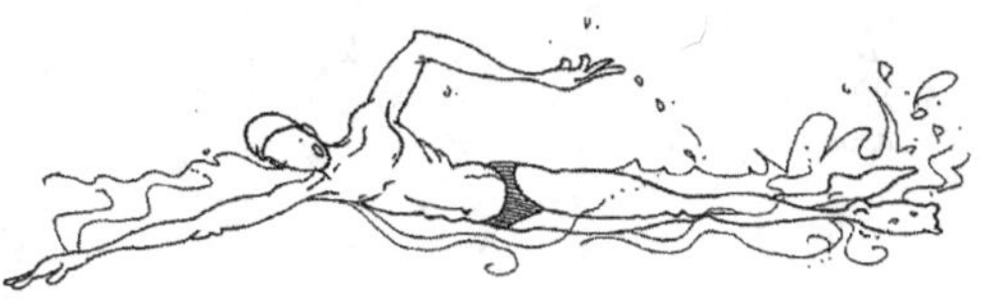

2.2. Segundo paso: Metas y Objetivos

Si la autoevaluación personal es importante, tanto o más lo es el ser capaz de establecerse metas y objetivos realistas. Ello significa que debemos plantearnos el tema de forma progresiva, que si estamos en el NIVEL 1 no deberíamos intentar llegar al NIVEL 4 en pocas semanas, o que si hemos pasado los últimos 20 años de una forma más bien sedentaria, no deberíamos aspirar a correr un maratón el mes que viene.

Recuerde que sus principales propósitos deberían ser, primero, llegar a un nivel mínimo de actividad física diaria que le permita conseguir beneficio y, segundo, mantener un adecuado nivel de actividad durante todo el resto de su vida. Ciertos estudios que han analizado cómo las personas más mayores asimilan programas de ejercicio, han llegado a conclusiones que pueden ayudarle en su propósito. Se ha comprobado que una actividad moderada, como caminar, es más fácil de iniciar y mantener a largo plazo que otras más intensas. Otro factor que se ha comprobado que ayuda es la satisfacción personal que uno experimenta con la actividad. Cuando se disfruta de ese rato de ocio, ya sea mientras se camina, se nada o se sigue una clase de aeróbic, las posibilidades de continuar haciendo esa actividad a largo plazo aumentan considerablemente.

Como estamos hablando de metas y objetivos, necesita saber distinguir entre ambos términos. Su meta se debería centrar en algo general, lo último que le gustaría conseguir. Le aconsejamos que a la hora de establecer su meta considere más los beneficios de salud que la mera adquisición de la forma física. Por ejemplo, la meta podría consistir en mantener la funcionalidad del sistema cardiovascular. Los objetivos son por el contrario más concretos y se refieren a los pasos que uno se propone dar para alcanzar esa meta. En el ejemplo anterior, caminar después del almuerzo en lugar de quedarse viendo la nóvela. Conseguir esa meta pasa, por supuesto, por mejorar el nivel de actividad.

METAS Y ACTIVIDADES DESEABLES

METAS	ACTIVIDAD
Mantenimiento o mejora de la condición física.	30 minutos o más de ejercicio aeróbico varias veces a la semana (3 o más veces).
Prevención de enfermedades crónico-degenerativas.	Ejercicios de fuerza y flexibilidad.
	Estilo de vida activo.
Mantenimiento de las capacidades funcionales.	30 minutos o más de actividad física moderada cada día.
Prevención y tratamiento de enfermedades crónico-degenerativas.	Ejercicios de equilibrio y fuerza.
	Estilo de vida activo.
Mejora psicológica y mental.	Actividades al aire libre semanales.
Aumento del optimismo y ganas de vivir.	Estilo de vida activo.

Pero con los objetivos se necesita ser incluso más específico y no conformarse con decir cuáles son los pasos que se pretenden dar, sino además fijar días y fechas, datos y números, que ayuden luego a evaluar si se están consiguiendo esos objetivos. La persona del ejemplo anterior podría completar su objetivo de caminar después del almuerzo especificando que lo hará 2 veces por semana y por 15 minutos cada día durante el primer mes. De esta forma, al finalizar el mes podrá evaluar su progreso en relación con ese objetivo y si lo ha alcanzado establecerse uno más avanzado siguiendo el mismo protocolo. Así, el nuevo objetivo de esta persona después de ese primer mes podría consistir simplemente en aumentar el número de días de 2 a 3 por semana para el final del siguiente mes. Una vez alcanzado ese objetivo, se establece el siguiente de la misma forma.

Tanto metas como objetivos pueden ser múltiples, aunque recuerde no ser demasiado ambicioso. La misma persona anterior podría establecerse el segundo objetivo de, por ejemplo, hacer descender su presión arterial máxima en 5 mm Hg al final del primer mes. Nuestro consejo es que la primera vez se establezca una meta y como máximo dos objetivos, y que se planee a más corto plazo (semanas en lugar de meses) para facilitar la revisión periódica.

2.3. Tercer paso: Seguimiento

Aunque las metas y objetivos le van a ayudar a evaluar su progreso general, es conveniente también que se prepare para controlar el día a día de su actividad. También aquí los estudios han comprobado que las personas que llevan un buen control cotidiano de lo que hacen consiguen mejores resultados y son más propensas a mantenerse activas. Esto es importante porque como hemos venido repitiendo, la mayoría no sólo tendrá que plantearse comenzar con algo nuevo, sino también ser capaz de mantenerlo.

Lo mejor para seguir su progreso es llevar un diario de ejercicio en el que pueda anotar sus metas y objetivos, y que le permita revisarlos periódicamente, así como las actividades físicas que realiza cada día. Más adelante incluimos un modelo que podría resultarle útil.

Algo que también le puede ayudar a evaluar su progreso y completar su esquema de actividad es pensar y anotar los acontecimientos diarios que le facilitaron o impidieron cumplir con su rutina de actividad. Por ejemplo, que el martes no pudo salir a caminar porque le dejaron los nietos a esa misma hora. Su reto sería por tanto evitar que eso se repita con frecuencia bien buscando una solución con su familia - que le traigan los niños a otra hora o que alguien se ocupe de ellos durante el tiempo que usted dedica a su actividad- o cambiando su horario de ejercicio. El caso contrario podría ser la visita de un amigo o amiga que se unió a usted en su actividad cotidiana y le hizo disfrutar más de ella. Su reto sería en este caso buscar compañía habitual que le haga su actividad más agradable y llevadera.

UTILICE SU IMAGINACIÓN... Y MANTÉNGASE ACTIVO

EL ACONTECIMIENTO INESPERADO...	... Y LA SENCILLA SOLUCIÓN
Llueve y no puedo salir para mi actividad diaria.	Aprovecho para arreglar mi armario y limpiar alguna habitación.
Pasé fuera todo el día y no me apetece volver a salir para la actividad.	Pongo música y realizo 20 minutos de ejercicios generales.
Mi profesora de aeróbic se puso enferma y han cancelado la clase.	Aprovecho para experimentar con los aparatos del gimnasio.
Tengo un tremendo dolor de cabeza.	Salgo a pasear y mirar escaparates.
Ponen una buena película a la hora de mi actividad.	Grabo la película y la veo más tarde.

2.4. Cuarto paso: Recompensa

También aquí las investigaciones parecen bastante unánimes. Recompensarse
por los logros obtenidos es una buena costumbre que ayuda a encontrar la motiva-
ción y el interés necesarios para iniciar y mantener un programa de actividad. Esto
es más fácil cuando se tienen objetivos concretos que se desean alcanzar cada sema-
na o cada mes. Si al final de ese tiempo ha conseguido lo deseado, ¡recompénsese!

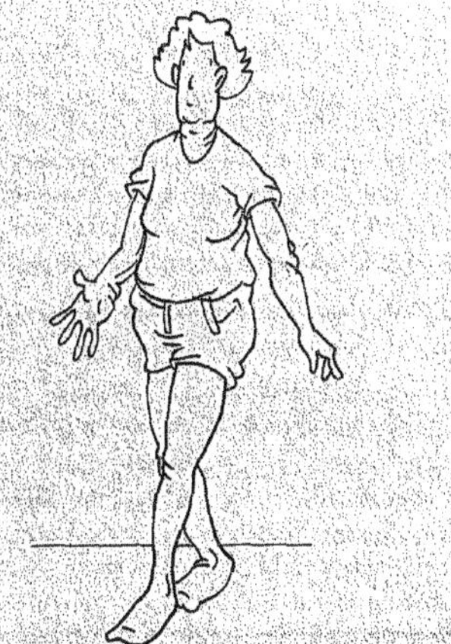

Su autorecompensa por un trabajo bien hecho dependerá de sus gustos perso-
nales, un disco, una maceta, una película... Otros quizás prefieran algo no material,
como dejar tiempo para tomar un café con una buena amiga. A medida que se vaya
adaptando a la actividad física cotidiana quizás el mejor regalo sea la satisfacción
interior que se siente al realizar la actividad, y será esa la mayor recompensa que se
pueda conceder. Hay que estar también abiertos a recibir refuerzos de los demás
cuando comenten que están impresionados con su constancia, o que notan que está
más esbelta y móvil.

3

ELABORE PROPIO su PROGRAMA

ELABORE PROPIO su PROGRAMA

En la actividad física y el ejercicio, como en muchos otros aspectos de la vida, es importante encontrar la motivación y los medios que permitan no sólo empezar algo nuevo, sino ser capaces de continuarlo. Seguir paso a paso el plan de acción propuesto en el capítulo anterior puede resultarle bastante útil, aunque lo primero es decidirse a ponerse en movimiento. Cinco son los principios a recordar a la hora de establecer un programa de actividad:

1. COMPROMISO

Muchas personas se cargan de compromisos sociales, de atención a los demás, y se olvidan de comprometerse con ellas mismas, de hacer algo positivo para su propio bienestar. Tanto si quiere comenzar con un programa de actividad física como si lo que pretende es mejorar el que ya tiene, su primer requisito es comprometerse decididamente a dedicar un poco de tiempo cada día en algo beneficioso para usted. Ese compromiso debe ser a largo plazo y recuerde que también en el ejercicio la constancia es lo que cuenta, algunos estudios han comprobado que después de los primeros 6 meses es más fácil mantener una actividad física habitual.

2. PROGRESIÓN

No sobrevalore su energía y ganas de mejorar, siga una progresión lógica. Asegúrese primero que es médicamente seguro empezar; tómese luego algún tiempo para ponerse en forma y sentirse cómodo con la actividad; prevenga siempre las lesiones y, finalmente, no incremente el nivel de su actividad en más de un 10% a la semana.

3. REGULARIDAD

No hay duda, su actividad no funcionará de la forma deseada si no consigue realizarla de forma habitual. Hay personas que se pasan la vida corriendo y nunca consiguen mejorar su forma física porque les falta la regularidad. Aunque como hemos venimos aconsejando, usted debe empezar a su propio ritmo, procure llegar al mínimo deseable dentro de un plazo razonable. Ese mínimo deseable dependerá de sus propias metas y objetivos, pero en general recuerde que debe intentar hacer alguna actividad física cada día de la semana.

4. VARIEDAD

Esto es especialmente importante para las personas que no están habituadas al ejercicio. Procure introducir variedad en su actividad diaria. Camine un día y corra el siguiente, cambie el itinerario, alterne el aeróbic y la fuerza, hoy en compañía y mañana en solitario... Como bien dice el refrán "en la variedad está el gusto", y científicamente la variedad ayuda a la constancia y regularidad.

5. DIVERSIÓN

Haga de su actividad un tiempo de ocio y recreo, y un rato de diversión y regocijo. Si disfruta con su actividad le resultará más fácil mantenerla a largo plazo y posiblemente le producirá mayores beneficios.

3.1. El plan general

Aunque como hemos venido repitiendo no somos partidarios de las generalizaciones y preferimos proporcionar los recursos para que cada cual reflexione sobre su situación particular y elabore su propio plan de acción, en general sí compartimos que cada grupo de edad tiene ciertas necesidades comunes. Esas necesidades pueden ser de actividad física o de salud, y el plan ha de ser consistente con esas necesidades. Por ejemplo, todas las personas de ambos sexos de entre 50 y 65 años necesitan intentar retener o mejorar su equilibrio y fuerza muscular, así que esa constituye una de las metas generales para ese grupo de edad. Un plan de acción lógico para alcanzar esa meta pasa por incluir actividades que de alguna forma mejoren el equilibrio y ejerciten la musculatura.

Con relación al nivel de actividad también podríamos establecer algunas pautas comunes, aunque la situación personal es también aquí lo que más cuenta:

* Lo deseable para cualquier adulto es intentar acumular al menos 30 minutos de actividad física moderada (como caminar a paso relajado, pasear en bicicleta o nadar suavemente) cada día.

* Más deseable incluso sería que además de mantenerse activo a diario se intentara mejorar la capacidad aeróbica con un mínimo de 20 minutos de actividad al nivel mínimo de intensidad aeróbica 3 veces a la semana. Este trabajo aeróbico desarrollará, como ya sabemos, la capacidad cardio vascular y respiratoria y en general producirá mayores beneficios.

* Finalmente, si además de mantenerse activo y trabajar aeróbicamente se realizan algunos ejercicios de fuerza, flexibilidad y equilibrio varias veces por semana, se habrá llegado al nivel ideal. Una rutina semejante mejora la capacidad cardiorespiratoria y ayuda a mantener o mejorar la fuerza, la resistencia muscular y la flexibilidad. Todo ello aporta considerables beneficios físicos y mentales para cualquier adulto.

Pero no pretendemos que se obsesione con llegar al máximo, su propósito debería ser simplemente dar un paso más, hacer algo más de lo que hace actualmente y fijarse metas realistas y progresivas. ¿Dónde está su marca? Sólo usted tiene la respuesta. El nivel que alcance dependerá mucho de su empeño e interés, y ya hemos repetido que la edad no es un límite a la buena forma física. Al final de este capítulo encontrará una serie de ejercicios indicados para los más mayores y que se pueden realizar en el propio hogar. Recuerde que, al menos, debería intentar mejorar su calidad de vida.

3.2. Algunos ejemplos concretos

Siguiendo el esquema descrito en capítulos anteriores, se acerca el momento de ponerse manos a la obra, de elaborar su propio programa. Recuerde que debe ser constante en su programación, que sus metas pueden estar relacionadas con la salud o la propia actividad física pero que deben ser realistas, y que sus objetivos deberían depender de su nivel de actividad actual. Para facilitarle la labor, vamos primero a ver algunos ejemplos concretos:

El caso de Fina (Nivel 1)

Josefina, Fina para los amigos, ha leído detenidamente todos los capítulos anteriores y está decidida a intentarlo. Después de una reflexión particular, ha determinado que a pesar de que no ha sido diagnosticada de ninguna enfermedad crónica, sí presenta algunos factores de riesgo que podrían complicarle su buen estado de salud actual, como sedentarismo y sobrepeso. Esta reflexión le ayudó a decidir también que no es necesario para ella consultar con el médico, ya que nunca ha experimentado ningún síntoma raro durante un esfuerzo, como falta de respiración, pulso irregular, mareo, etc.; no tiene ningún problema con los huesos o articulaciones y se considera una mujer sana. Siguiendo nuestro plan de acción comenzó por dar el primer paso, la autoevaluación del nivel de actividad y gasto calórico actual. Seguidamente, Fina estableció sus metas y objetivos particulares. Su ficha personal quedó así:

Fecha: 1 de marzo de 2000.

Nivel de actividad: 1 (sedentaria).

Gasto calórico: Menos de 500 kilocalorías a la semana.

Meta: Mejorar uno de los dos factores de riesgo identificados: el sedentarismo.

Objetivos:

1. Poner y quitar la mesa y fregar los platos después de la comida y la cena tres días a la semana durante todo el mes de marzo.
2. Pasear media hora el sábado por la mañana y el domingo después de misa durante todo el mes de abril.

Como se puede apreciar, nuestra buena Fina ha empezado con buen pie. Se ha autoevaluado razonablemente, decidido una meta relacionada con su estado de salud y establecido objetivos concretos y realistas para los próximos dos meses. Lo más importante, Fina ha sabido empezar despacio, por lo que sospechamos que pretende seguir una progresión continua y revisar sus objetivos al final de abril, es decir que se ha comprometido a largo plazo. Es más, sabemos que nuestra amiga se ha elaborado también una tabla que le permitirá seguir su evolución semanal y ha pensado ya la recompensa que se otorgará si cumple con sus objetivos (aunque es un secreto, a Fina le gusta hacerse una limpieza de cutis profesional de vez en cuando).

El plan de Fina parece perfecto porque es el resultado de la reflexión personal y sigue un esquema lógico. Aunque sus objetivos no pudieran en principio parecer muy ambiciosos, sí lo son porque Fina lleva actualmente una vida sedentaria, es decir, se pasa la mayor parte de la semana sentada y sin moverse. Su intención es simplemente la de aumentar su nivel de actividad física diario, de gastar más de 500 kilocalorías semanales en actividad física, algo que es perfectamente razonable. ¿Lo conseguirá? Creemos que sí. Una mujer de 70 kilos puede quemar paseando entre 100 y 130 kilocalorías en media hora, lo que supondrá a Fina entre 200 y 260 kilocalorías gastadas a la semana ya que se ha comprometido a hacerlo el sábado y el domingo. A ello hay que añadir lo que gastará en echar una mano con la casa, es decir, aproximadamente otras 100 kilocalorías en la media hora que tardará en poner y quitar la mesa y fregar los platos, lo que suma otras 300 kilocalorías adicionales ya que lo hará tres veces por semana. En total Fina tiene la intención de alcanzar un gasto calórico semanal de más de 500 kilocalorías (unas 250 caminando más otras 300 en labores del hogar) y realizar cierta actividad física 5 días a la semana. Ello no sólo la hará sentir mejor y regalarse algún capricho, sino que la colocará al final de los dos primeros meses en un nivel de actividad superior, el NIVEL 2, con los beneficios físicos y mentales que ello supone.

El ejemplo de Pascual (Nivel 2)

Aunque ya está jubilado profesionalmente, Pascual se mantiene físicamente ocupado la mayoría de los días de la semana. Sale a comprar el periódico a diario, ayuda en los quehaceres de la casa y pasea. Pascual se encuentra físicamente bien, aunque es diabético y su presión arterial tiende a estar en las cifras límite. Después de leer los capítulos anteriores pensó que algo más de actividad le ayudaría a controlar mejor sus dos problemas de salud, hizo una cita con su médico y consiguió su visto bueno para programar su actividad. Siguiendo nuestro plan de trabajo, Pascual comenzó por autoevaluar su nivel actual de actividad. Consultando las tablas de gasto energético de capítulos anteriores, estimó su gasto energético semanal, pensó en sus metas y objetivos y elaboró su plan de seguimiento y recompensa. Su ficha personal quedó así:

Fecha: 1 de mayo de 2000.

Nivel de actividad: 2 (físicamente ocupado).

Gasto calórico: Entre 500 y 1000 kilocalorías a la semana.

Meta: Mejorar el nivel de actividad física y el equilibrio y la flexibilidad.

Objetivos:
1. Caminar 15 minutos diarios dos veces por semana durante todo el mes de mayo.
2. Conseguir aumentar progresivamente su tiempo de caminata a 30 minutos y hacerlo 3 veces por semana para finales de julio.
3. Realizar 20 minutos de ejercicios de equilibrio y flexibilidad 2 veces por semana.

Con este plan, ¿conseguirá Pascual su objetivo? De nuevo creemos que es muy probable. Lo único que está haciendo nuestro amigo es introducir ciertas actividades que antes no hacía, y aumentar así su nivel de actividad y gasto energético semanal. Más concretamente, los 30 minutos de caminata le pueden hacer gastar unas 125 kilocalorías cada vez y los ejercicios de equilibrio y flexibilidad otras 120 kilocalorías, ya que tendrá que calentar durante unos minutos antes de realizarlos y mantenerse activo después. Todo ello le supondrá unas 615 kilocalorías de gasto energético adicional y alcanzar 5 días de actividad física moderada a la semana, lo que lo colocará en el nivel mínimo ideal de actividad física, el NIVEL 3, y en condiciones inmejorables de conseguir alguna mejora en sus factores de riesgo. La actividad elegida por Pascual parece acertada ya que aunque no tiene experiencia previa con el ejercicio está acostumbrado a caminar y disfruta con ello. Los otros ejercicios le ayudarán a mejorar su flexibilidad y equilibrio. Planea controlar su progreso durante los primeros meses para asegurarse de que consigue sus objetivos y mantener luego el mismo programa a largo plazo.

El plan de Carmen (Nivel 3)

Carmen siempre ha sido una persona activa, desde joven le ha gustado el ejercicio, incluso participaba en ciertos deportes colectivos. Ahora, pasados ya los 50, camina diariamente al trabajo y ayuda de voluntaria en un hospital de ancianos algunas veces a la semana. Carmen se encuentra con energía y le gustaría mantener y mejorar su función cardiorespiratoria para prevenir posibles problemas ya que no quiere descuidarse, porque su padre murió de un infarto cuando sólo tenía 45 años. Aunque no tiene ningún problema grave de salud, sí sufre de artrosis en una rodilla que la molesta de vez en cuando. Siguiendo nuestro protocolo, su ficha personal quedó así:

Fecha: 1 de agosto de 2000.

Nivel de actividad: 3 (físicamente activa).

Gasto calórico: Entre 1000 y 1500 kilocalorías a la semana.

Metas:
    1. Mantener una buena función cardiorespiratoria.
    2. Mejorar la flexibilidad y movilidad articular.

Objetivos:
    1. Nadar durante 20 minutos al nivel aeróbico tres veces por semana durante los meses de agosto a octubre.
    2. Realizar 15 minutos de calentamiento general que incluya estiramiento de miembros inferiores antes de cada sesión de natación.

Los objetivos de Carmen son más ambiciosos, aunque muy adecuados a su nivel de actividad actual y a sus metas particulares. Aunque se mantiene activa casi diariamente, su interés en mejorar su función cardiorespiratoria pasa por trabajar al nivel ideal de intensidad aeróbica, lo que la obligará a determinar primero su frecuencia cardíaca máxima según su edad y calcular después el pulso que necesita alcanzar mientras realiza su actividad. Si lo hace así la natación va a mejorar su capacidad aeróbica como pretende, además de su fuerza y resistencia muscular. La actividad elegida por Carmen parece también acertada, ya que con su artritis no le conviene sobrecargar más su rodilla con caminatas u otros ejercicios que dependen de miembros inferiores, además tiene una piscina municipal cubierta a corta distancia de su casa. El estiramiento le ayudará a mejorar su movilidad y flexibilidad, y quizás a su artritis. Carmen se decidió por fijar sus objetivos a más largo plazo, algo que nos parece adecuado ya que tiene experiencia con el ejercicio y la actividad física y pensamos que ese hábito adquirido le permitirá adaptarse más fácilmente a su nueva rutina.

La situación de Carlos (Nivel 4)

El caso de Carlos es un poco más particular, aunque nunca ha sido un profesional del deporte, desde joven ha estado siempre jugando al fútbol, corriendo, haciendo excursiones los fines de semana, todo ello además de un trabajo que lo ha mantenido siempre activo. Ahora Carlos corre sistemáticamente entre 30 y 45 minutos 3 veces por semana. En cuestiones de salud no tiene problemas, aunque nota que su fuerza y tono muscular están disminuyendo más rápido de lo que gustaría y le inquieta que los años le hagan perder la buena forma física de la que ha disfrutado hasta ahora. Según estos principios, su ficha particular quedó como sigue:

Fecha: 1 de noviembre de 2000.

Nivel de actividad: 4 (en forma).

Gasto calórico: Entre 1500 y 2500 kilocalorías a la semana.

Metas:
1. Mantener la fuerza muscular.
2. Mejorar la flexibilidad y movilidad articular.

Objetivos:
1. Realizar 20 minutos de fuerza general con pesas 2 veces por semana.
2. Incluir 15 minutos de estiramiento general cada día antes de correr.

Como decimos, el caso de Carlos es bastante especial ya que está en buena forma y tiene una rutina aeróbica establecida. Sus objetivos no incluyen un plazo de tiempo determinado porque se supone que con su experiencia no tendrá problemas en conseguirlos y será más bien cuestión de buscar el horario y lugar adecuados. Nuestro consejo para Carlos sería que repasase bien los capítulos correspondientes a fuerza y estiramiento, que empiece con cargas ligeras hasta alcanzar el nivel deseado y que se controle la presión arterial de vez en cuando para asegurarse de que el entrenamiento de fuerza no tiene un efecto negativo sobre su tensión.

3.3. Su programa particular

Le llegó ahora el turno. Después de los ejemplos anteriores suponemos que no tendrá muchos problemas en determinar su nivel de actividad y establecer sus metas y objetivos particulares. Para facilitarle incluso más la labor le incluimos una plantilla con la recomendación de que realice varias copias antes de completarla para que le pueda servir en más de una ocasión conforme vaya progresando en su actividad. Además de su nivel actual, metas y objetivos, recuerde que también le hemos venido recomendando que controle su progreso y que se recompense por sus logros y esfuerzo.

DIARIO DE ACTIVIDAD

Especifique las actividades que realiza cada día, el tiempo total de actividad diaria y las calorías gastadas en esas actividades

MES: SEMANA 1: Del al				MES: SEMANA 1: Del al			
	ACTIVIDADES	TIEMPO	CALORÍAS		ACTIVIDADES	TIEMPO	CALORÍAS
LUNES	TOTAL			LUNES	TOTAL		
MARTES	TOTAL			MARTES	TOTAL		
MIÉRCOLES	TOTAL			MIÉRCOLES	TOTAL		
JUEVES	TOTAL			JUEVES	TOTAL		
VIERNES	TOTAL			VIERNES	TOTAL		
SÁBADO	TOTAL			SÁBADO	TOTAL		
DOMINGO	TOTAL			DOMINGO	TOTAL		
TOTALES				TOTALES			

A LA HORA DE PROGRAMAR SU ACTIVIDAD,
CONSIDERE EL SIGUIENTE ESQUEMA:

LUNES	MARTES	MIÉRCOLES	JUEVES	VIERNES	SÁBADO	DOMINGO
Ejercicio aeróbico Estiramiento Equilibrio	Fuerza Estiramiento	Ejercicio aeróbico Estiramiento Equilibrio	Fuerza. Estiramiento	Ejercicio aeróbico Estiramiento Equilibrio	- Actividades recreativas al aire libre	

... O ESTE OTRO:

LUNES	MARTES	MIÉRCOLES	JUEVES	VIERNES	SÁBADO	DOMINGO
Actividad física Estiramiento Equilibrio	Actividad física Fuerza Equilibrio	Actividad física Estiramiento Equilibrio	Actividad física Fuerza Equilibrio	Actividad física Estiramiento Equilibrio	Actividades recreativas al aire libre	

Haga varias fotocopias de la siguiente plantilla antes de rellenarla.

MI PLAN PARTICULAR

1. **Fecha:** ___________________
2. **Mi actual nivel de actividad es** (marque un número del 1 al 5):

    1   2   3   4   5

3. **Mi actual gasto calórico en actividad física es**
    (marque la casilla correspondiente):

    Menos de 500 kilocalorías / semana.

    De 500 a 1000 kilocalorías / semana.

    De 1000 a 1500 kilocalorías / semana.

    De 1500 a 2500 kilocalorías / semana.

    Más de 2500 kilocalorías / semana.

4. **Mis actuales factores de riesgo o problemas físicos y funcionales:**

    ____

    ____

5. **Mi(s) meta(s)** ("quiero conseguir lo siguiente"): ________________

    ____

6. **Mi(s) objetivo(s)** ("para alcanzar mi meta me propongo hacer lo siguiente").
    Recuerde especificar QUÉ, CON QUÉ FRECUENCIA Y DURANTE
    CUÁNTO TIEMPO: ________________________

    ____

    ____

7. **¿Voy a seguir mi progreso?**

8. **Cuando consiga lo que me propongo mi recompensa será:**

3.4. Salud funcional

Antes hablábamos de lo conveniente que es intentar incluir el ejercicio como parte de nuestros quehaceres cotidianos y establecíamos ciertos mínimos de actividad física para los adultos. Todo ello no se traduce para los más mayores en otra cosa que permanecer activo, en adoptar un estilo de vida que ayude a mantener la salud funcional. La salud funcional es la habilidad para realizar las actividades cotidianas, como el aseo personal, la compra diaria, la preparación de la comida, acostarse y levantarse. Esa libertad de movimiento tiene mucha repercusión en la autoestima y el buen humor, puntos muy determinantes en la calidad de vida a medida que pasan los años.

INTENTE AL MENOS LO SIGUIENTE

LUNES	MARTES	MIÉRCOLES	JUEVES	VIERNES	SÁBADO	DOMINGO
Actividad física (caminar)	Ejercicios de fortalecimiento Equilibrio	Actividad física (caminar) Estiramiento	Ejercicios de fortalecimiento Equilibrio	Actividad física (caminar)	Actividades recreativas al aire libre	Estiramiento Equilibrio

MANTÉNGASE SIEMPRE FÍSICAMENTE OCUPADO EN SUS RATOS DE OCIO

Independientemente de que usted sea capaz de establecerse un adecuado programa de actividad y seguirlo a largo plazo, nos gustaría invitarle a que no desestime la idea de que siempre es posible llevar un estilo de vida más activo. Si todo lo que le hemos venido explicando hasta ahora le suena a música celestial, lo podemos poner incluso más sencillo, y en mayúsculas:

ESTAR SENTADO ES MEJOR QUE ESTAR TUMBADO;

PONERSE DE PIE ES MEJOR QUE QUEDARSE SENTADO;

MOVERSE ES MEJOR QUE MANTENERSE PARADO;

CAMINAR LIGERO ES MEJOR QUE PASEAR;

CORRER ES MEJOR QUE CAMINAR.

El objetivo inmediato de la persona **SEDENTARIA** no debería ser otro que llegar a ser **MENOS SEDENTARIA**, aunque ello al principio parezca algo insignificante. Así las posibilidades son ilimitadas:

* mueva el brazo izquierdo mientras habla por teléfono con la mano
  derecha;
* dé unas vueltas por el pasillo mientras ponen los anuncios en el
  intermedio de la película;
* esconda el control remoto de la televisión;
* vaya al cine en lugar de alquilar una película;
* cancele su subscripción al periódico y vaya a comprarlo al quiosco
  de la esquina;
* baje la basura al portal en lugar de dejarla en la puerta del piso;
* lave el coche en lugar de llevarlo a que se lo limpien;
* salga a tomarse el café en lugar de hacerlo en casa;
* flexione y estire las rodillas mientras espera a que se calienten
  las tostadas;
* despida diplomáticamente a la persona que le ayuda con la
  limpieza de la casa;
* lave, planche y cosa su propia ropa;
* limite el tiempo que pasa delante del televisor a no más de 1 hora diaria;
* mejore sus relaciones sociales y haga visitas con más frecuencia;
* deje el taxi sólo para los asuntos de extrema urgencia;
* aparque el coche un par de manzanas más alejado;
* bájese del autobús un par de paradas antes de la que le corresponde;
* suba las escaleras normales en el hipermercado en lugar de tomar
  las mecánicas;
* suba los peldaños en las escaleras mecánicas en lugar de quedarse
  inmóvil;
* prepare su propia comida en lugar de encargarla por teléfono;
* haga personalmente la compra diaria;
* utilice menos el teléfono y vaya en persona a resolver sus asuntos.

Y estamos seguros que usted tiene otras muchas ideas para completar su propia lista. Las posibilidades son, como decimos, ilimitadas y es cuestión de pensar cómo se puede adaptar nuestro estilo de vida cotidiano para hacerlo más activo. No importa si se padece alguna limitación o no, si se está sano o enfermo, siempre se puede aumentar el nivel de actividad. **Ese esfuerzo merece la pena.**

3.5.- Ejercicios de fortalecimiento y equilibrio para los más mayores

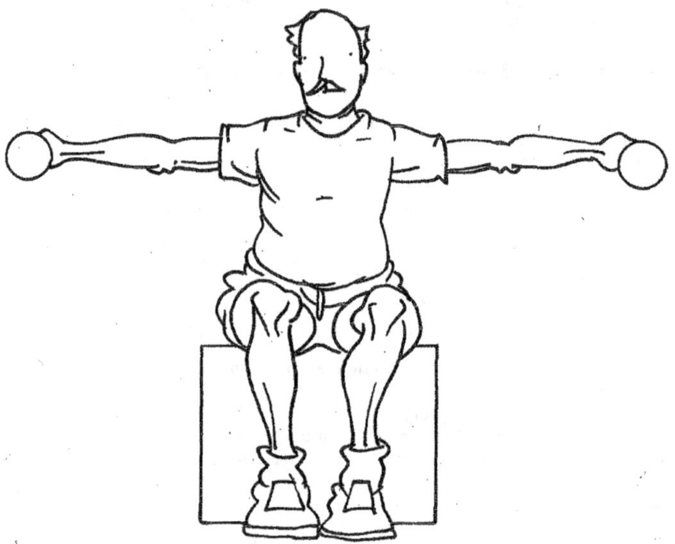

1.- HOMBROS:

Sentado en una silla de respaldo recto, con las plantas de los pies en el suelo y las rodillas separadas en línea con los hombros, eleve los brazos hasta ponerlos paralelos al suelo. Intente que el movimiento de elevación dure unos 3 segundos y mantenga la posición de brazos en cruz durante otro segundo, para acabar con un movimiento lento de descenso de los brazos hasta la posición inicial.

Haga dos series de 10 repeticiones cada una con un descanso en medio.
Si quiere añadir algún tipo de resistencia, coja una lata de conservas con cada mano y no se olvide de realizar una respiración acompasada a los movimientos de elevación (inspiración) y descenso (espiración) de los brazos.

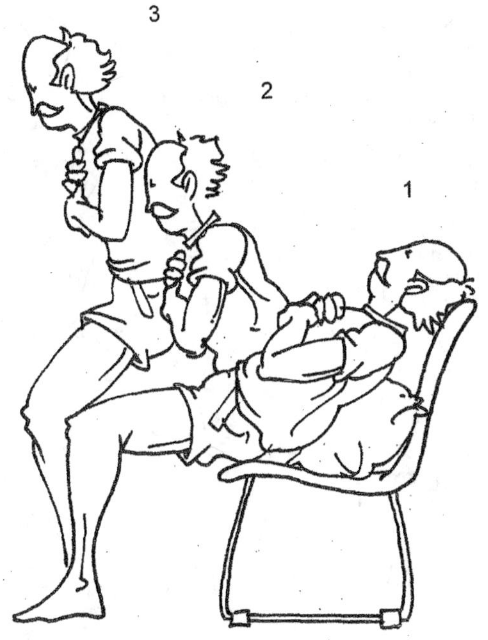

2.- ABDOMEN Y PIERNAS:

En una silla de respaldo recto, coloque una almohada de forma que al sentarse
quede en la zona baja de la espalda manteniéndola recta.
Colóquese á mitad del asiento reclinado hacia atrás con la espalda y los hombros
rectos, y las plantas de los pies totalmente apoyadas en el suelo (1).
Usando las manos lo menos posible - o nada -, elévese hasta la posición de sentado
procurando mantener siempre el torso estirado y la espalda recta, de forma que
sean los abdominales los que hagan el trabajo (2).
Seguidamente (3), levántese despacio - en unos 3 segundos - usando las piernas.
Quédese de pie como un segundo y vuelva a sentarse despacio - otros 3 segundos -
para volver a repetir el movimiento completo unas 10 veces seguidas.

Descanse y haga otra serie de 10 movimientos idénticos (la meta debe ser hacerlo
sin utilizar las manos).

3.- BICEPS:

Sentado en una silla de respaldo recto y con las
plantas de los pies bien apoyadas en el suelo y las
rodillas en línea con los hombros, flexione un brazo
despacio por el codo procurando que el movimiento
dure unos 3 segundos.
Mantenga la posición durante un segundo.
Vuelva a llevarlo hasta la posición de reposo despa-
cio - otros 3 segundos -.
Repita el mismo movimiento con el otro brazo.
Haga dos series de 10 repeticiones con cada brazo.
Si quiere añadir resistencia coja una lata de conser-
vas con cada mano.

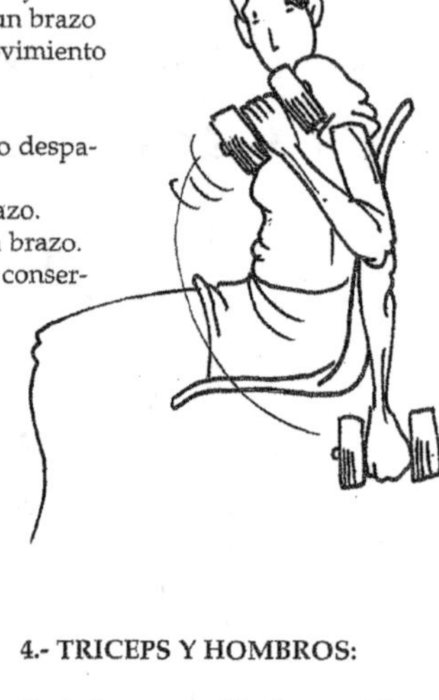

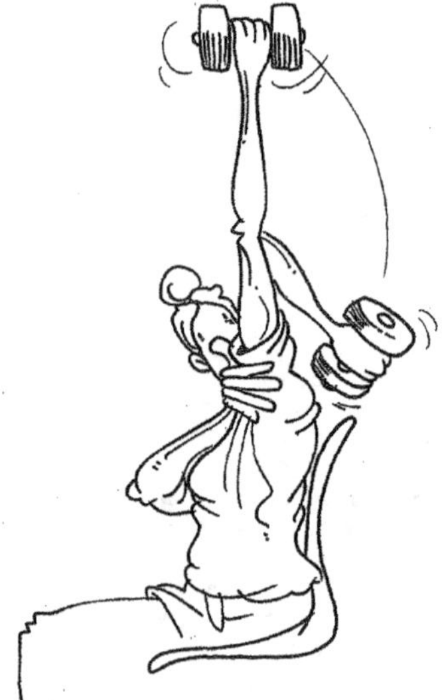

4.- TRICEPS Y HOMBROS:

Sentado en una silla de respaldo
recto y con los pies en el suelo, colo-
que el brazo flexionado hacia atrás
por encima del hombro .
En un movimiento lento de unos 3
segundos, estire el brazo por el codo
hasta colocarlo totalmente recto.
Mantenga esa posición durante un
segundo y vuelva a flexionarlo des-
pacio durante otros 3 segundo hasta
volver a la posición inicial .
Repita con el otro brazo.
Realice dos series de 10 repeticiones
cada una con cada brazo.
Cuando se encuentre más cómodo,
coja una lata de conserva para aña-
dir resistencia.

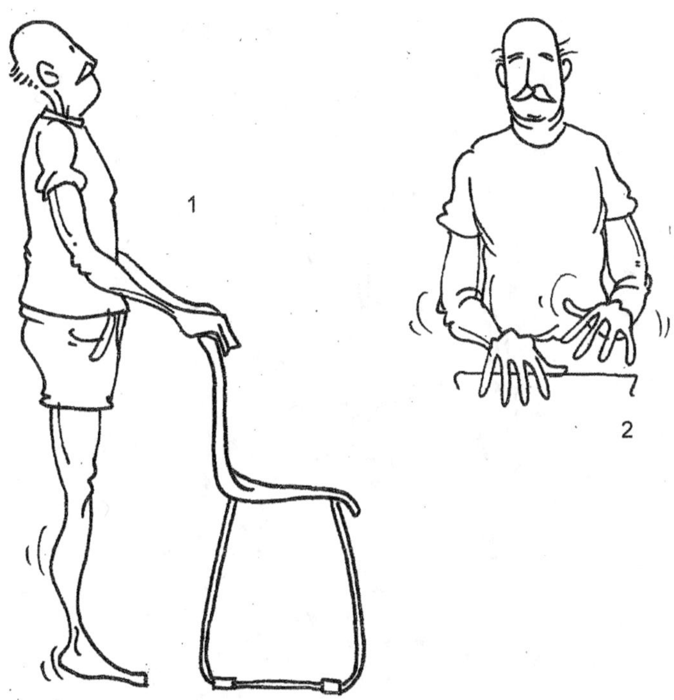

5.- TOBILLOS Y GEMELOS / EQUILIBRIO:

* De pie contra una mesa o el respaldo de una silla, con el cuerpo recto y los pies
  bien apoyados en el suelo.
  Una vez bien equilibrado, eleve los talones en un movimiento lento que dure
  unos 3 segundos. Manténgase de puntillas durante un segundo y vuelva de
  nuevo a la posición inicial - durante otros 3 segundos.
  Haga dos series de 10 repeticiones cada una.
  A medida que se vea con más fuerza, hágalo con una sola pierna (1).

* Para EQUILIBRIO, suéltese del respaldo de la silla mientras está de puntillas e
  intente mantener la posición con los ojos cerrados (2).
  Si consigue un buen equilibrio, repita el movimiento con los ojos cerrados

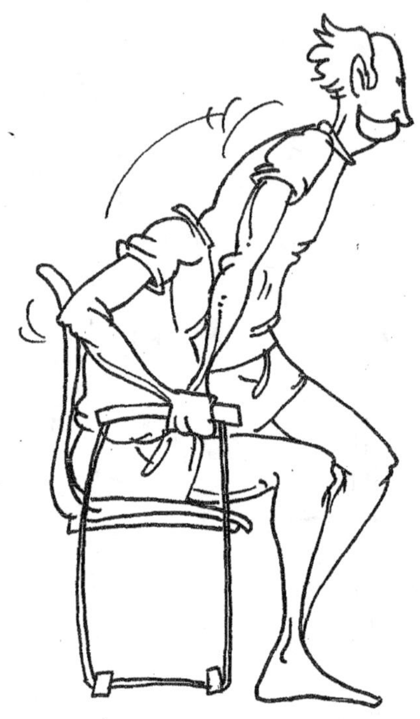

6.- HOMBROS Y BRAZOS:

Sentado en una silla con brazos, incorpórese ligeramente hacia delante, y empujándose con los brazos, levántese hasta quedar de pie.
Realice el movimiento despacio, vuelva a sentarse y repítalo.

Haga dos series de 10 repeticiones cada una.

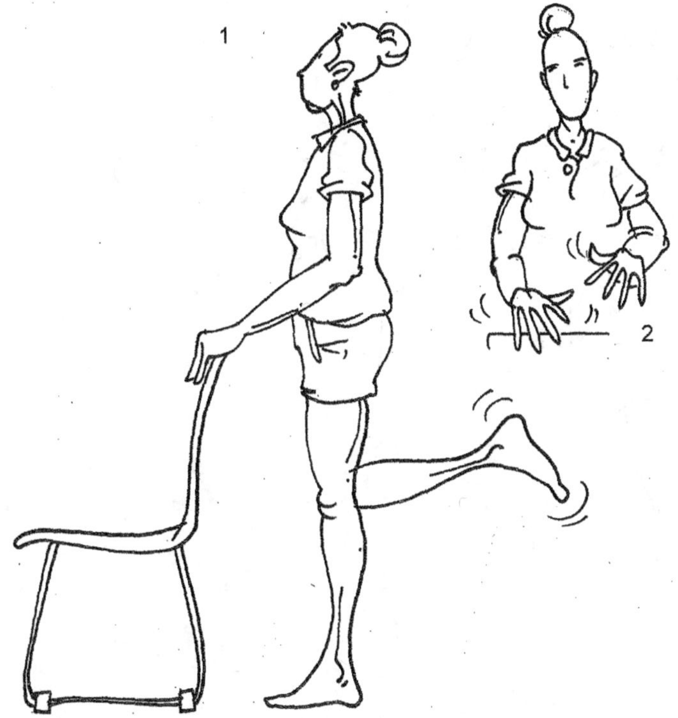

7.- PIERNAS Y RODILLAS / EQUILIBRIO:

* De pie contra una mesa o el respaldo de una silla, con el cuerpo recto y los pies
bien apoyados en el suelo, flexione la rodilla lentamente de forma que el movi
miento dure unos 3 segundos.
Mantenga la posición un segundo y vuelva lentamente - otros 3 segundos -
hasta la posición de partida.
Haga dos series de 10 repeticiones cada una (1).

* Para EQUILIBRIO, repita el movimiento y suéltese de la silla lentamente.
Intente luego hacerlo con los ojos cerrados.
Si consigue un buen equilibrio, repita el movimiento con los ojos cerrados (2).

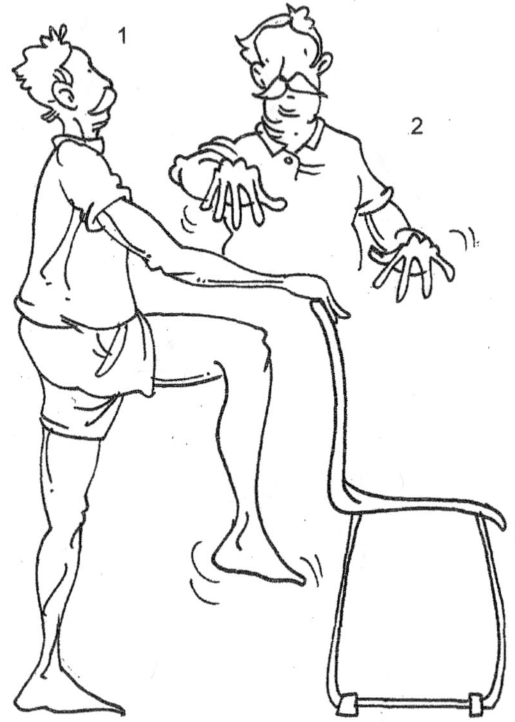

8.- PIERNAS Y RODILLAS / EQUILIBRIO:

* De pie contra una mesa o el respaldo de una silla, con el cuerpo recto y los pies
  bien apoyados en el suelo, eleve una pierna flexionada por la rodilla, en un
  movimiento lento de unos 3 segundos.
  Mantenga la posición durante un segundo y vuelva de nuevo lentamente a l
  posición inicial o de reposo.
  Repita 10 veces con cada pierna, descanse unos minutos y vuelva a hacer una
  segunda serie de otras 10 repeticiones con cada pierna (1).

* Para EQUILIBRIO, repita el movimiento y suéltese del apoyo lentamente. Cierre
  los ojos una vez conseguida la posición. Si consigue un buen equilibrio, repita
  todo el movimiento con los ojos cerrados (2).

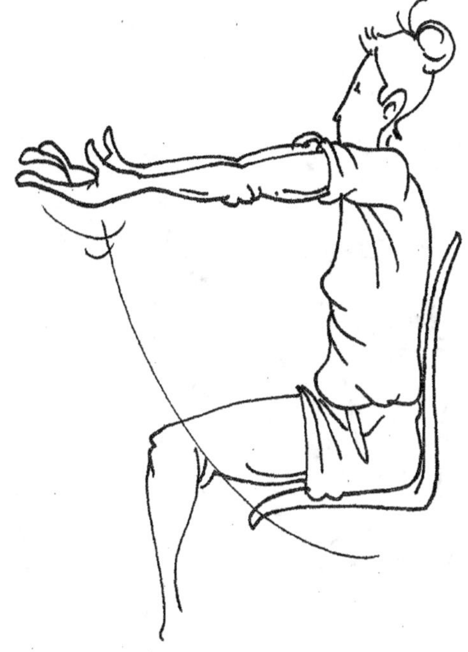

9.- HOMBROS:

Sentado en una silla de respaldo recto y con los pies bien apoyados en el suelo y las rodillas en línea con los hombros, eleve los brazos rectos con las palmas hacia arriba hasta colocarlos paralelos al suelo.
Realice el movimiento lentamente, unos 3 segundos, para elevarlos; mantenga esa posición durante otro segundo, y vuelva a la posición inicial lentamente, en otros 3 segundos.
Si quiere añadir resistencia, coja una lata de conserva con cada mano.

10.- RODILLA:

 Sentado en una silla de respaldo recto, y con una toalla enrollada bajo las corvas y las manos sobre los muslos, estire la pierna en un movimiento lento, unos 3 segundos, manténgala estirada durante uno o dos segundos, y vuelva lentamente, otros 3 segundos, a la posición inicial.
Repita alternativamente el movimiento con cada pierna 10 veces.
Descanse unos minutos y haga otra serie de 10 repeticiones con cada pierna.

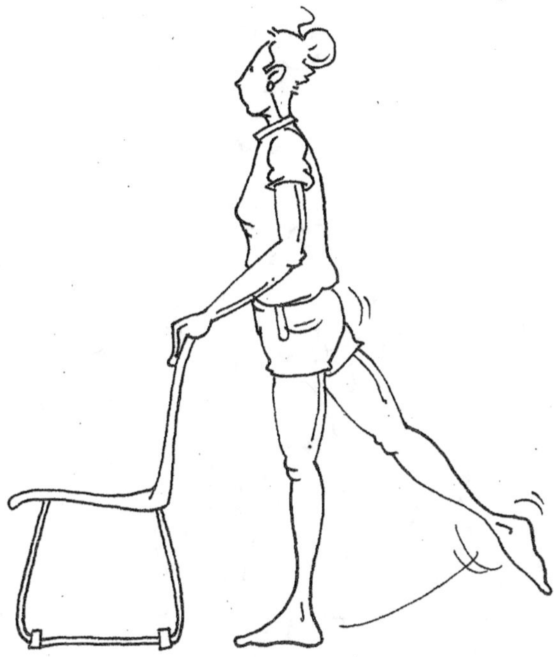

11.- GLÚTEOS Y CINTURA / EQUILIBRIO:

Colóquese de pie como a un paso de distancia del borde de una mesa o el respaldo de uná silla, con los pies ligeramente separados.

Inclínese ligeramente hacia delante sujetándose en la mesa o en la silla. En esa posición eleve hacia atrás la pierna estirada en un movimiento lento de unos 3 segundos sin doblar la rodilla.

Mantenga esa posición durante un segundo y vuelva lentamente, 3 segundos, a la posición de partida.

Repita el movimiento 10 veces con cada pierna, descanse unos minutos y haga otra serie de 10 repeticiones con cada pierna.

Para EQUILIBRIO, suéltese lentamente del apoyo una vez alcanzada la posición e intente mantenerla con los ojos cerrados. Si consigue un buen equilibrio, repita todo el movimiento con los ojos cerrados.

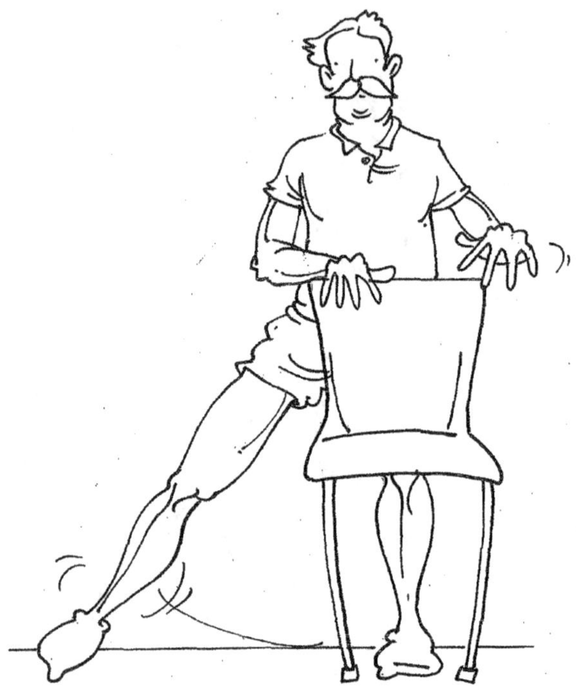

12.- ABDUCTORES Y ADDUCTORES / EQUILIBRIO:

* De pie contra una mesa o el respaldo de una silla, con el cuerpo recto y los pies
  en el suelo, eleve lateralmente una pierna sin flexionar la rodilla.
  Hágalo lentamente, en unos 3 segundos, mantenga la posición un segundo, y
  vuelva a la posición inicial también lentamente.
  Repita el movimiento 10 veces con cada pierna, descanse unos minutos y haga
  otra serie de otros 10 movimientos con cada pierna.

* Para EQUILIBRIO, intente repetir el movimiento con menos apoyo al principio,
  un dedo, y luego sin ninguno. Si consigue un buen equilibrio, inténtelo con los
  ojos cerrados.

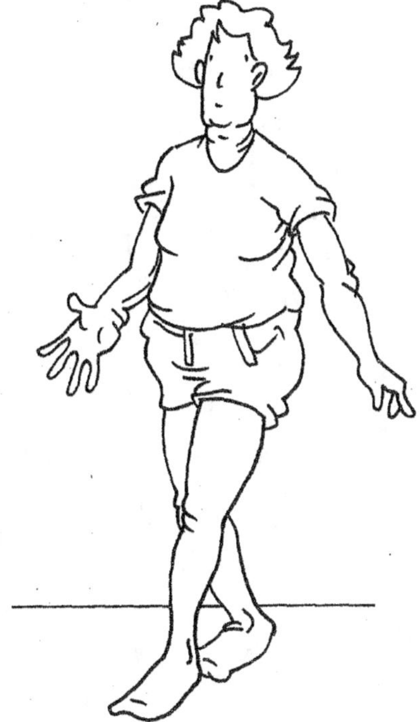

13.- EQUILIBRIO:

Estos ejercicios le pueden ayudar a mejorar su equilibrio y pueden realizarse prácticamente en cualquier momento.

1. En casa, camine con los pies en línea recta, uno delante del otro, casi tocándose el talón con la punta del pie contrario (véase dibujo).

2. Mientras está parado, esperando el autobús o en la tienda, quédese apoyado en un solo pie, y cambie luego al otro.

3. Levántese y siéntese siempre sin ayudarse con las manos

3.6.- Ejercicios de estiramiento y flexibilidad para los más mayores

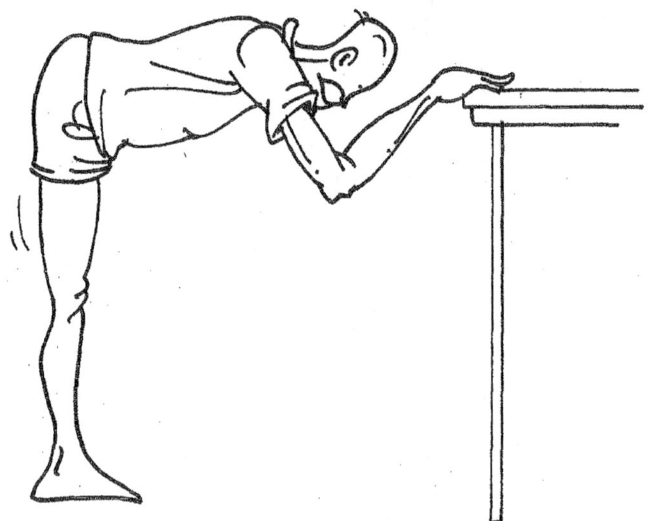

1.- PIERNAS Y CINTURA:

Colóquese de pie apoyada sobre una mesa o el respaldo de una silla, como a un paso de distancia. Flexione la cintura hasta que el tronco esté paralelo al suelo manteniendo la espalda recta durante todo el movimiento, y las rodillas totalmente estiradas.
Mantenga esa posición entre 10 y 30 segundos y vuelva a la posición inicial. Repita entre 3 y 5 veces.

2.- GEMELOS Y PIERNAS:

Colóquese de pie frente a una pared como a un paso de distancia.
Ponga las palmas de las manos contra la pared de forma que pueda
mantener una pierna estirada mientras flexiona la otra ligeramente.
Mueva ahora la pierna que tiene estirada unos centímetros hacia
atrás y manténgala ahí con la planta del pie bien apoyada en el
suelo durante 10-30 segundos.
Vuelva a la posición inicial y repita con la otra pierna.
Realice un total de 3-5 repeticiones con cada pierna.

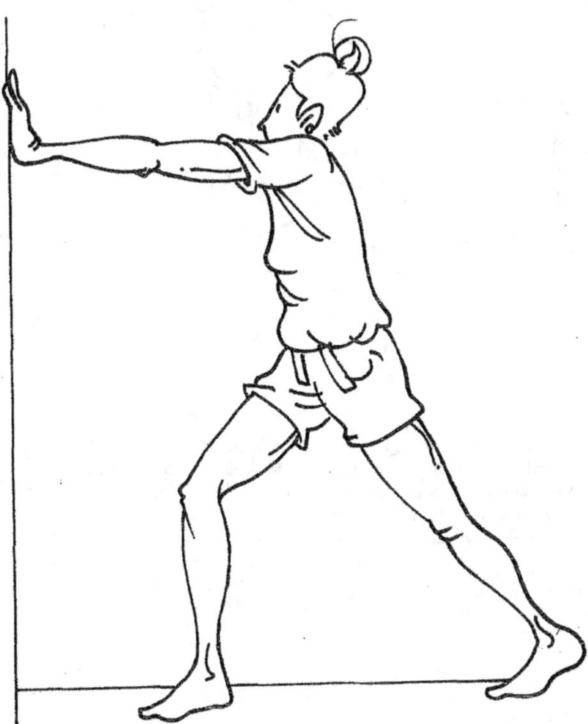

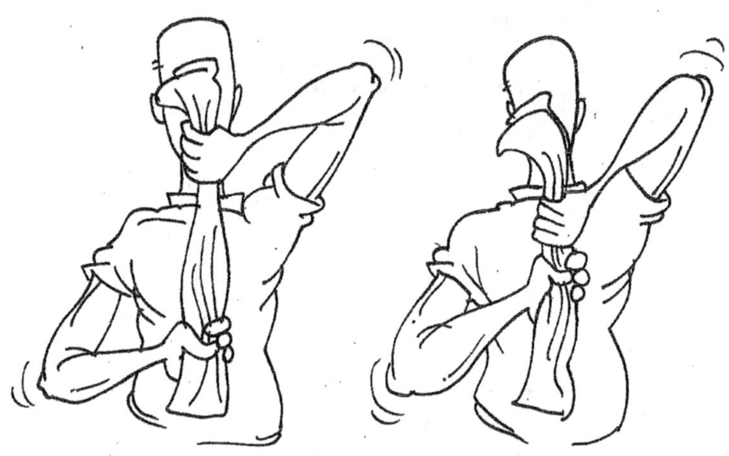

3.- HOMBROS Y BRAZOS:

Coja el extremo de una toalla con la mano derecha y déjela caer por su espalda con el codo elevado y flexionado. Con la mano izquierda, coja el otro extremo. En esa posición, intente ir subiendo la mano izquierda, sin soltar la toalla, lo más arriba posible. Notará tensión en ambos brazos.
Cambie de manos y repita el movimiento unas tres veces (por cada lado).

4.- MUÑECAS:

Coloque las palmas de las manos la una contra la otra con los codos pegados
al cuerpo. Mientras presiona las manos, eleve lentamente los codos lo más
alto posible sin separar las palmas de las manos.
Mantenga la posición entre 10 y 30 segundos.
Repita 3-5 veces.

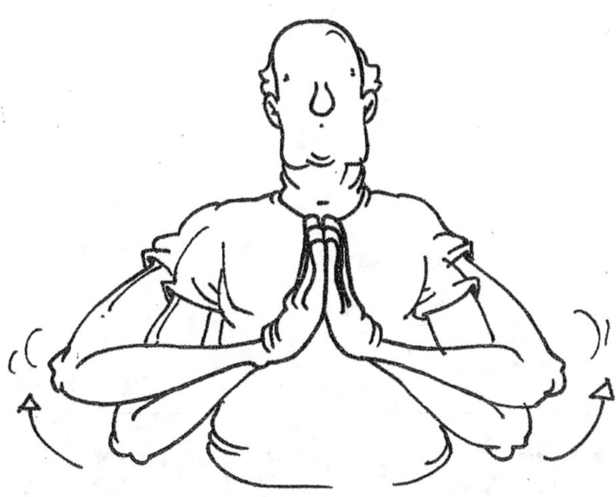

Página en blanco

4 — DE LA TEORÍA A LA PRÁCTICA

DE LA
TEORÍA
A LA PRÁCTICA

Desde el primer capítulo hemos estado tratando de explicarle que una vida activa le puede ayudar a conservar su salud, prevenir la enfermedad, mejorar su forma física, enlentecer los efectos del paso del tiempo y, sobre todo, sentirse mejor. Esperamos y deseamos haber, al menos, conseguido convencerle de ello. Queremos sospechar también que de una u otra forma hemos despertado en usted el interés por mejorar su nivel personal de actividad y proporcionado algunas ideas de cómo conseguirlo. Nos gustaría, finalmente, creer que está ahora pensando que nuestro plan de acción parece razonable, y que le interesaría intentarlo. Si es así, ¡felicidades!, ha asimilado los conceptos teóricos.

Desgraciadamente, la investigación científica nos ha demostrado que de la teoría a la práctica va un abismo. Estudio tras estudio los expertos comprueban que entender los beneficios de la actividad física no se traduce necesariamente en una vida más activa, y es por ello que padecemos esa epidemia de inactividad que explicamos en capítulos anteriores. No hay duda de que la mayoría de los españoles entienden y reconocen los beneficios del ejercicio, pero tampoco la hay de que dejar una vida sedentaria cuesta más de lo que pudiera en principio parecer. Pero no desespere, la investigación nos ha ayudado también a entender ciertas estrategias que pueden facilitarle el salir del sedentarismo y comenzar a vivir de una forma más activa. Incluso si no está totalmente convencido de los beneficios y conveniencia del ejercicio, le invitamos a que siga detenidamente este último capítulo.

4.1. Su predisposición al cambio

Un recurso que puede facilitarle la labor de ponerse en movimiento o mejorar su nivel de actividad es determinar su estado de predisposición al cambio, y actuar luego en consecuencia. De la misma forma que la autoevaluación del nivel de actividad le ayudó a establecer los sucesivos pasos de su plan de acción personal, saber cuál es su grado de predisposición mental para emprender algo nuevo le puede ayudar a desarrollar la estrategia más adecuada para conseguirlo.

James Prochaska, un afamado psicólogo norteamericano, considera que la evolución desde el sedentarismo al ejercicio sigue una secuencia progresiva que va desde el estado de **"PRECONSIDERACIÓN"** hasta el de **"FINALIZACIÓN"**. Aunque progresiva esa evolución no es necesariamente continua, sino que con frecuencia las personas van y vienen de un estado a otro antes de llegar a esa situación definitiva donde el hábito ya se ha desarrollado y naturalmente el ejercicio pasa a formar parte de la vida. En la práctica, esto se traduce en dos ideas principales, una que no hay que desesperar si durante una temporada uno se siente menos motivado y no consigue seguir el ritmo habitual, es normal tener altibajos, sobre todo en los estados previos al de acción y mantenimiento. La segunda, que la estrategia quizás necesite establecerse y adaptarse con arreglo al estado de predisposición en el que uno se encuentra.

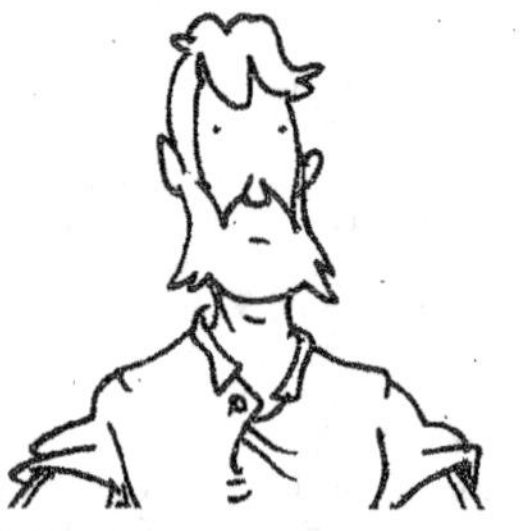

¿EN QUÉ ESTADO SE ENCUENTRA Y CUÁL ES SU PREDISPOSICIÓN A CAMBIAR?

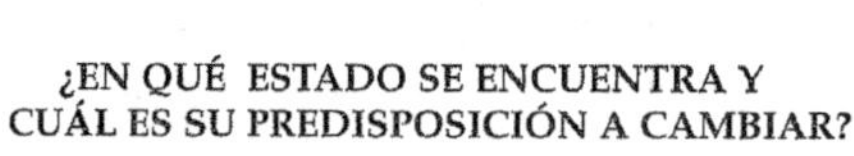

No realiza ningún tipo de ejercicio y no tiene intención de intentarlo en un futuro próximo. Si se encuentra en este estado, haga una lista con las razones por las que cree que el ejercicio es beneficioso, y las cosas que lo hacen difícil para usted. Estudie la forma de superar los inconvenientes.

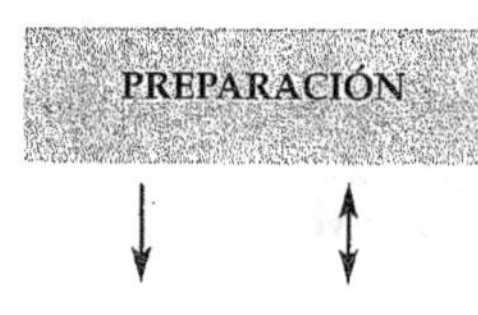

No realiza ejercicio alguno pero piensa que podría convenirle y cree que puede intentarlo, aunque no está totalmente decidido. Recapacite sobre las razones que lo mantienen inactivo y reconozca sus excusas. Lea más sobre los beneficios del ejercicio, observe y hable con otras personas más activas.

Todavía no realiza ejercicio, pero sí está preparándose para empezar en menos de un mes. Ya localizó el lugar, está comprando el material, etc. Cuente ahora a sus familiares y amigos lo que se propone y busque su apoyo. Evalúe su nivel de actividad, escriba sus metas y objetivos, decida el día que empezará, prepare su diario de actividad.

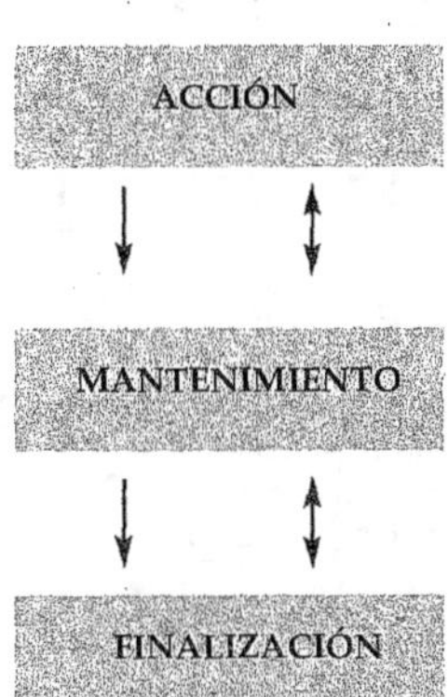

¡Está en movimiento! Lleva varios meses siguiendo su plan de actividad según lo programado. Siga su progreso, recompénsese por los logros conseguidos, revise sus metas y objetivos de forma periódica. ¡A partir de aquí será más fácil!

Lleva más de 6 meses con su programa y todo marcha bien. Para mantenerse motivado, escriba los cambios físicos y mentales que ha experimentado en estos meses, pruebe nuevas actividades, propóngase objetivos a más largo plazo. No deje que el exceso de trabajo o las preocupaciones se interpongan en su camino.

Lleva más de un año con su programa. Ha experimentado los beneficios del ejercicio plenamente y disfruta de una vida activa. Siga así durante toda su vida.

En los dos primeros estados, **PRECONSIDERACIÓN Y CONSIDERACIÓN**, se juega sólo con el pensamiento, no hay iniciativa concreta ni intento de salir de la inactividad en la que uno se encuentra. Estas son situaciones bastante cómodas, sin ningún riesgo de fracaso, en las que muchos se instalan de por vida. Para salir de estos estados, la lectura y la información sobre las ventajas del ejercicio, el consejo del médico o el ejemplo de un amigo pueden ser útiles porque pueden ayudar a empezar a pensar en la conveniencia de tomar algunas medidas. Evidentemente, progresar mentalmente no va a tener ningún efecto sobre el nivel de actividad ni la condición física, así que habrá que seguir trabajando para avanzar un poquito más.

El siguiente estado supone, por el contrario, pasar del mero proceso mental de consideración al de tomar alguna medida concreta de **PREPARACION**. Tampoco aquí hay todavía actividad física propiamente dicha, aunque sí se toman ya ciertas iniciativas para pasar a la acción a más corto plazo, como determinar una fecha para empezar, comprar las zapatillas de deporte, apuntarse al gimnasio, etc.

Superar esa fase significará pasar a la **ACCIÓN**, a la práctica de cualquier actividad física o ejercicio más o menos programado. En este estado sí pueden ser muy útiles algunos de los consejos que hemos venido mencionando en capítulos anteriores, como llevar un diario de la actividad, anotar las circunstancias que la facilitaron o dificultaron, recompensarse por lo conseguido, etc.

Poder avanzar hasta el siguiente estado, el de **MANTENIMIENTO**, sólo significa constancia. Después de 6 meses realizando una actividad es mucho más fácil conseguir meterse en el estado definitivo de **FINALIZACION** y hacer de la actividad física o el ejercicio una parte indispensable de la vida.

4.2. Actitud, motivación y confianza

El modelo de los estados de cambio propuesto por Prochaska ha sido positivamente evaluado y está bastante bien considerado hoy día en el ámbito científico, pero ello no significa que sea un proceso único ni universal. Intentar seguirlo paso a paso puede ser útil y eficaz para algunas personas, mientras que otras pueden considerarlo poco satisfactorio y práctico; unos pasan sin más de la preconsideración a la acción, otros siguen el proceso cuidadosamente pero nunca salen de la preparación. En realidad no existe un modelo infalible de proceso de cambio, y modificar un hábito adquirido a través de los años sigue siendo bastante complicado. Lo que sí se ha tratado de demostrar es que existen ciertos condicionantes que pueden facilitar la adopción de determinados hábitos saludables, como la práctica habitual de una actividad física.

Actitud

Uno de esos condicionantes es la actitud, si realmente no se ve bien el asunto es probable que nunca se intente. Una actitud positiva hacia el ejercicio y la actividad física requiere primero el convencimiento de que mantenerse activo produce algún beneficio, sea del tipo que sea. Segundo, es necesario pensar también que el propio acto de caminar, correr o participar en una clase de ejercicio no es hacer el ridículo, o arriesgarse a una lesión o algo para los más jóvenes, sino una actividad propia y natural de cualquier persona a cualquier edad. Es decir, pensar y convencerse de que tanto el proceso como las consecuencias del ejercicio resultarán en algo positivo le ayudará a empezar y continuar con su plan de acción.

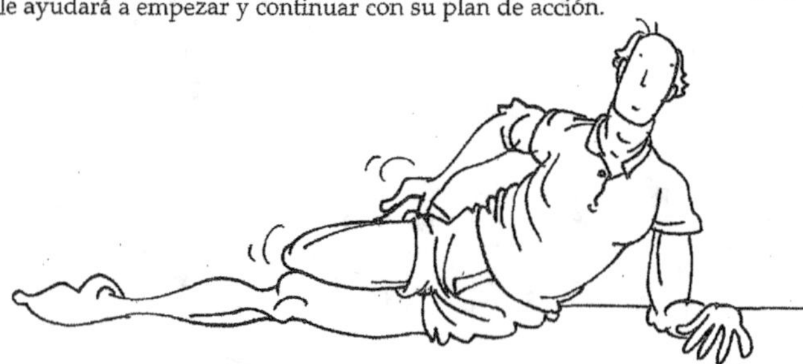

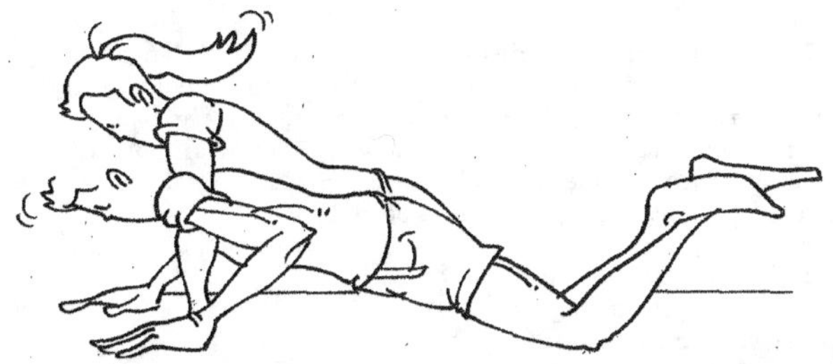

¿CUÁL ES SU ACTITUD HACIA EL EJERCICIOY SUS BENEFICIOS?
¿ESTÁ DE ACUERDO O EN DESACUERDO CON LAS
SIGUIENTES AFIRMACIONES?

Marcar la opción correspondiente:
A= DE ACUERDO   B= EN DESACUERDO   C= NO ESTOY SEGURO

1. No necesito más actividad en mi vida.

     A   B   C

2. No creo que una vida más activa me produzca beneficio.

     A   B   C

3. Realmente, mi vida no es tan sedentaria.

     A   B   C

4. No soy el tipo de persona que pueda llevar una vida activa.

     A   B   C

5. El ejercicio no produce tanto beneficio como creen los especialistas.

     A   B   C

6. El ejercicio es sólo para los jovencitos.

     A   B   C

7. El ejercicio sólo aumenta los riesgos de lesiones y accidentes.

     A   B   C

8. Estoy demasiado ocupado para hacer ejercicio.

     A   B   C

9. Como estoy deprimido casi siempre, el ejercicio no me produciría ningún bien.

     A   B   C

10.. Mi salud es normal y no necesito ningún ejercicio.

     A   B   C

Si ESTÁ DE ACUERDO con una o más de estas afirmaciones, quizás tenga una actitud poco positiva hacia el ejercicio y sus beneficios y eso le impida ponerse en movimiento... y conseguir llevar una vida más activa. Para intentar cambiar esa actitud negativa, lea más sobre las ventajas del ejercicio y la vida activa, hable con su médico, observe a otras personas de su edad más activas. Lea en voz alta las siguientes afirmaciones y repítalas varias veces durante el día:

* "Puedo ser más activo de lo que ahora soy".
* "La actividad física me beneficiaría".
* "La actividad física me haría sentir mejor".
* "La actividad física me haría parecer mejor".
* "La actividad física me facilitaría mi vida cotidiana".
* "La actividad física me ayudaría a vivir más independiente".

Motivación

La motivación es igualmente algo que tiene que salir de uno mismo, ya que es la necesidad o el deseo lo que mueve a una persona a actuar. Ciertos motivadores externos, como el consejo de un amigo o la lectura de este libro, pueden ayudarle a desarrollar su motivación interna y personal, pero sólo cuando esta salga de usted mismo le hará realmente actuar.

ESTIMULE SU MOTIVACIÓN:

Dedique 5 minutos diarios a imaginarse como una persona activa.

Piense en las situaciones que más le molestan a causa de su sedentarismo
(por ejemplo, no poder abrir un bote de legumbres, no poder meterse sólo en el
baño, etc.).

Piense cómo su inactividad afecta a otros
(el no poder ayudar a sus familiares, no poder visitar a los viejos amigos...).

Piense en los peligros para su salud de una vida sedentaria.

Lea sobre los beneficios del ejercicio.

Hable con su médico sobre las ventajas de la actividad física.

Confianza

En cuanto a la confianza, el convencimiento de que uno es capaz de conseguir algo es una de las mayores garantías de éxito. De nuevo aquí es conveniente analizar no sólo las consecuencias de una determinada acción, sino también el proceso que se necesita seguir para completarla. La confianza es pensar que uno es capaz de habituarse a llevar una vida más activa y posee las cualidades para conseguirlo.

¿CÓMO ANDA DE CONFIANZA?
Marque la opción que crea más adecuada con usted:

1.- Puedo aumentar mi nivel de actividad física diaria.

    Estoy muy seguro   Creo que puedo   No estoy seguro

2.- Puedo seguir un programa de actividad a pesar de mis muchas ocupaciones.

    Estoy muy seguro   Creo que puedo   No estoy seguro

3.- Puedo seguir mi programa de actividad sin interrupción a pesar de las inclemencias del tiempo.

    Estoy muy seguro   Creo que puedo   No estoy seguro

4.- Puedo explicar a mi familia lo que me propongo sin que me critiquen.

    Estoy muy seguro   Creo que puedo   No estoy seguro

5.- Puedo encontrar el apoyo que necesito para seguir un programa de actividad física.

    Estoy muy seguro   Creo que puedo   No estoy seguro

Actitud, motivación y confianza son condicionantes muy importantes en el proceso de adopción o cambio de hábitos. El plan de acción, el establecimiento de metas realistas y objetivos medibles, el control y progreso de la actividad y la propia información que hemos incluido en capítulos anteriores no son sino estrategias para ayudarle a conseguir una más positiva actitud, una mayor motivación y un más alto grado de confianza en relación a la actividad física y el ejercicio. Otra cualidad que hemos estado tratando de ayudarle a desarrollar ha sido su habilidad o capacidad para realizar la actividad física que recomendamos. Así, le hemos mostrado por ejemplo cómo tomarse el pulso o cómo desarrollar su fuerza; cómo prevenir lesiones e identificar situaciones de riesgo; cómo programar su actividad y seguir su progreso... Todo ello no supone sino un intento de ayudarle a desarrollar sus habilidades personales en favor de una vida más activa.

4.3. Busque el apoyo de los suyos

Nos gustaría también detenernos un poco más en otro aspecto muy importante de su plan de acción, el apoyo familiar. La mayoría de los estudios en actividad física y ejercicio han comprobado que el apoyo del esposo o la esposa, de los hijos y los nietos, de las personas que conviven en el mismo hogar o con las que se reúne uno a diario es determinante a la hora de mantener el interés en llevar una vida más activa.

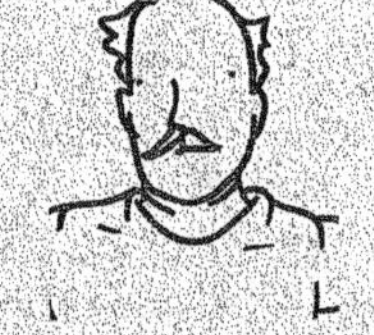

¿Cómo conseguir ese apoyo? Aquí el tema no está tan claro, ya que hay preferencias personales. Para algunos, la compañía o las simples palabras de ánimo de los demás son importantes, mientras que otros prefieren el trabajo individual y no se dejan influir por comentarios ajenos. En cualquier caso, recapacite sobre lo que más le ayuda a usted personalmente, identifique a las personas que pueden apoyarle y procure tener ese apoyo disponible en todo momento.

Intente también evitar las situaciones que favorecen la inactividad o le dificultan sus buenas intenciones, como ese vecino que siempre le entretiene cuando está preparado para empezar su ejercicio, o ese colega al que le gusta sentarse a charlar toda la tarde. No deje que los demás le impidan cumplir con su cometido.

EVALÚE SU APOYO:
Escriba el nombre de dos personas que le puedan proporcionar:

Apoyo emocional (con las que pueda compartir problemas personales serios):

Apoyo afectivo (que le muestren su cariño y aprecio abiertamente):

Un modelo de conducta
(que compartan su interés por la actividad física y sean activas):

4.4. El ambiente social

Aunque no lo crea, su comunidad posiblemente ofrezca muchas más posibilidades de estar activo de lo que pudiera parecer. Piense en los parque y paseos, en los programas y cursos, en las ligas y campeonatos, en los campamentos y excursiones que oferta su municipio a través de organizaciones públicas y privadas. Manténgase informado de lo que se organiza en su municipio e intente participar en las actividades recreacionales y de ejercicio que seguro que se ofrecen con frecuencia. Identifique también los lugares donde puede acudir a caminar, a correr, a participar en clases.

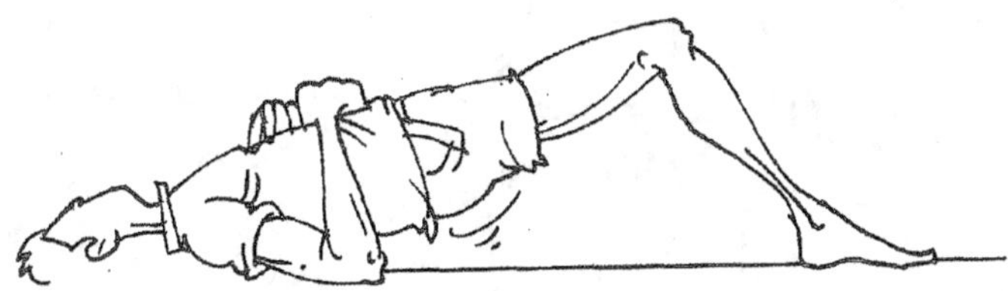

4.5. Hágase cargo de su tiempo

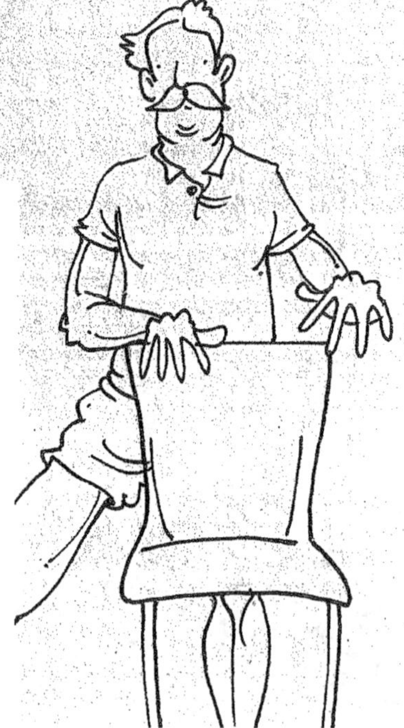

La falta de tiempo es una de las excusas más frecuentes para justificar la inactividad física, pero considerando que en una semana hay 168 horas y que sólo se requieren entre 3 y 5 horas semanales para estar en forma, la excusa parece poco razonable. A pesar de ello, como decimos, el tiempo para el ejercicio parece siempre evaporarse de los horarios cotidianos, muchas personas creen que no pueden controlar el paso de las horas y se encuentran de pronto al final del día sin conseguir lo que querían. Si su problema es el tiempo, considere lo siguiente:

* Levántese unos minutos más temprano y programe su actividad por la mañana, antes de comenzar con la tarea diaria. Incluso si no puede acostarse antes, el ejercicio le ayudará a dormirse más rápido y descansar mejor, con lo que posiblemente no notará la diferencia.

* Sáquele más partido a su rutina cotidiana. Cítese con el amigo que quería ver en un lugar que le permita ir caminando o corriendo, véanse en el parque en lugar del café y caminen mientras hablan, ofrezca recoger a los niños del colegio en lugar de que se los traigan a la casa, lea mientras pedalea en una bicicleta estática.

* Utilice un calendario. Apunte su tiempo de actividad en su calendario, como un quehacer cotidiano más, eso le ayudará a programar bien su día y determinar el mejor momento para el ejercicio.

Tener cosas que hacer no significa necesariamente no moverse, sencillamente, identifique cómo mantenerse activo con sus quehaceres cotidianos y evite las situaciones y los ambientes que promuevan la inactividad.

¡NO SE RINDA!

Este es nuestro último pero no menos importante consejo. Mantenga siempre en mente que lo que está intentando es para su propio beneficio. No desespere, sea constante y recurra a las estrategias que ha aprendido en este libro.

¡BUENA SUERTE!

BIBLIOGRAFIA
BIBLIOGRAFIA

BIBLIOGRAFIA

BIBLIOGRAFIA

Informe S.E.S.P.A.S. 1998: La salud pública y el futuro del estado de bienestar.
Francisco Javier Catalá Villanueva y Esteban de Manuel Keenoy, Editores.
Sociedad Española de Salud Pública y Administración Sanitaria, 1998.

Surgeon General´s Report: Physical Activity and Health.
U.S. Department of Health and Human Services.
Washington, D.C., 1996

Fresh Start: The Stanford Medical School Health and Fitness Program.
John Farquhar.
Stanford Center of Research in Disease Prevention, 1996.

Life Beyond 85 Years: The Aura of Survivorship.
Collen L. Jonson y Barbara M.
Barer. New York: Springer Pub. Co., 1997